あなたの重心は「陰タイプ」？「陽タイプ」？

「陰陽バランス」理論でケガや痛みを解消する！

リンドウ一治療院総院長
〔寝返りから生まれた“ふわコロ®”考案者〕

後藤多都椰

Tatsuya Goto

まえがき

体に痛みがある。たびたびケガをする。あるいは、ケガをしたくない。

こうした問題を抱えている人は大勢います。

痛みは、生活上の大きな支障になります。体のどこかに痛みを感じるだけで、行動範囲は狭まりますし、憂うつにもなります。

ケガをすれば、なおのこと生活が滞ります。それだけではありません。今、熱中して取り組んでいることができなくなります。

アスリートであれば競技を休むことになります。場合によっては選手生命を縮めてしまうこともあるでしょう。筋トレやエクササイズなどをがんばっていたのに、ケガのせいでやめることになってしまう人もいます。

そうなると、本人は、大変に悔しい思いをすることになるはずです。

だからといって、腰痛や肩こりなどの痛みが起こりにくくなる、もしくはケガを予防することはできるのでしょうか。

実は、体の動かし方を変えれば、痛みやケガは予防することが可能です。本書では、その方法をお伝えします。体の痛みやケガは、「自分の体の理に叶《かな》った動かし方」を理解することで防げるのです。

鍼灸師であり、東洋医学を学んできた私が、「人の体の動かし方は、2つのタイプに分けられる」と発見したのは2006年でした。それから17年間にわたって研究を続け、「陰陽バランス」を理論化することができました。

人は、体の動かし方の特徴から「陰タイプ」と「陽タイプ」に分けることができます。そして、陰タイプと陽タイプには、正反対の特徴があります。

陰タイプの人は陰タイプの、陽タイプの人は陽タイプの動き方をすれば、痛みやケガが起こりにくくなります。それが、「自分の体の理に叶った動かし方」ということです。

このことを理解して、日常生活を送っていけば、安全で快適に過ごすことができます。肩こりや腰痛からも解放されるでしょう。

スポーツや筋トレ、エクササイズなどを行う際にも、ケガを予防できます。そればかりではありません。自らの成長速度を速め、パフォーマンスを高めることにも役立ちます。

ところが現代社会は、あらゆる場所、場面で、陰タイプの人と陽タイプの人の体の違いを区別するようにはできていません。ケガや痛みは、多くの場合、陰タイプの人が陽タイプの動き方をする、あるいは陽タイプの人が陰タイプの動き方をすることから起こっています。自分の体の理に反する動作を、私たちは知らず知らずのうちにくり返しています。そのことが、痛みやケガの原因になっていることが多いのです。

そこで本書では、痛みやケガを防ぐための「陰陽バランス」について解説していきます。

興味を持ってくださった方はまず、第2章をパラパラと見てみてください。

読者のみなさんが陰タイプか陽タイプかをご自身で判別できるよう、特徴的な体の動かし方をそれぞれに分けて掲載しました。どちらに該当するか、ご自身の動作を観察するとわかるように示しています。

ご自身の体の動きがどちらのタイプか判明したら、次に周りの人など大切な人の体を観察してみてください。ここがわかると、大切な人を痛みやケガから守っていくこともできます。実際に、あなたが「正しい」と思い、「こうやるべき」と指導（指示）していることが、大切な人の痛みやケガに繋がってしまっていることがわかるかもしれません。

今後、この「陰陽バランス」が社会に浸透していけば、スポーツ界はもとより、医療や介護の現場にも大きな影響を及ぼすことになっていくと考えています。この理論は、現在のところ、仮説の段階を超えておらず、科学的・医学的なエビデンス（根拠）はありません。ただし、17年間にわたって2万4000人以上の人の動きを観察してきた結果に基づいて発表するものであり、実際に大勢の人の無用な痛みやケガを防いできました。

本書でこれから伝えていくことは、これまでの常識を大きく覆す可能性の高い、画期的な理論なのです。

第1章 人の動作は「陰タイプ」と「陽タイプ」にわけられる

contents

第3章　陰陽のタイプを知れば、ケガや痛みは予防できる

contents

contents

第1章

人の動作は「陰タイプ」と「陽タイプ」にわけられる

人の動作には「陰」と「陽」がある

あなたは陰タイプ?

それとも陽タイプでしょうか。

陰陽とは、古代中国の哲学的な概念で、相反する半面、補完しあっている2つの要素を表します。この概念では、宇宙や自然、そして人体のあり方に至るまで、ありとあらゆる物事を2つのカテゴリに分類し、説明します。

たとえば、女性が陰で男性は陽。

体質で分類すると、陰はやせている人が多く、陽は太り気味の人が多くなります。

性格でいうと、陰は暗い人、陽は明るい人と表現されます。

しかし、私が発見したのは、それらとはまったく別の、いわば「第三の陰陽のタイプ」です。第三の陰陽とは、「体の動かし方」を示すものです。

私たちは日々、体を動かしながら生活しています。一つひとつの動作には、人によって正反対の違いがあることにお気づきでしょうか。

たとえば、水を飲む動作、考えごとをする動作、髪を洗う動作、包丁で切る動作、掃除機をかける動作、パソコンを使う動作、スマートフォンを扱う動作、歌う動作など、ありとあらゆることにおいて、陰と陽の２つのタイプで違っているのです。

では、ご自身がどちらのタイプかわかると、どんなよいことがあるでしょうか。

自分の体の弱点がはっきりします。それによって、体に負担をかけ、痛みやケガに繋がっていく「やってはいけない動作」が明らかになるのです。

たとえば、筋トレを毎日がんばっている人がいるでしょう。ピラティスのレッスンに通っている人もいると思います。体を鍛えるため、美しくなるため、健康になるためとがんばっていることが、ケガの原因になることは多いものです。

インストラクターや書籍など、誰か（何か）の指示に従って行っていたはずが、なぜ、体を痛める原因になってしまったのかと感じたことはありませんか？

その指導者があなたと正反対のタイプである場合、体に思いもよらないような負担をかけ、痛みやケガに繋がることが多くなってしまうのです。

気づかないまま、疲労骨折していた！

私がこの理論を研究し、確立するきっかけになった出来事の一つに、自分自身のケガがありました。

私は、「世界でいちばん痛くない鍼《はり》を打ち、効果を出す技術」を開発し、治療の基本としてきました。その技術を習得したのが36年前です。

仕事を長く続けるなかで、いつしか左手の親指のつけ根に痛みを感じるようになりました。最初は、施術時になんとなく違和感を覚えただけでした。しかし、その違和感はだんだんと痛みに変わり、強くなっていったのです。

鍼の施術では、押手《おしで》となる左手の親指と人差し指で鍼をつまむと、手首の手のひら側をほぼまっすぐにした状態で安定させ、皮膚に刺すという動作を多く行います。（187ページ・陰タイプの写真）。この方法は学校で習得した技術で、一般的な鍼の打ち方です。私自身も、「そうするのが当たり前」と疑いもしませんでした。

ところが、その形をとると、手が痛むのです。とはいえ、それをしなければ施術ができない。そう思い込んでいました。痛みを我慢しながら、同じ動作を毎日何百回とくり返し続けました。自らの手にも鍼を打って痛みを和らげつつ、なんとか仕事を続けていたのです。だが、痛みは消えることなく、日に日に増していきました。

「このままではよくない。原因をきちんと突き止めておこう」

そう決意し、整形外科でレントゲンを撮ってもらったのが、十数年前のことです。

検査の結果は、舟状骨《しゅうじょうこう》の骨折。舟状骨とは、手首の中にある小さな骨の１つで、舟の形をしていることから、この名がつけられています。

舟状骨が折れるのは、通常、転倒したときの手のつき方が悪いなど、手首をひねり、そこに強い力が加わったときです。よほどの勢いで転ばない限り、舟状骨は折れないと担当医は言いました。しかし、私には転んだ記憶がまるでないのです。

どうしてこんなことが起こってしまったのか。

たどり着いた答えが、一般的な鍼の打ち方は、私自身の手首には適さない動きだったのではないか、ということです。

その動きを、毎日何度もくり返してきたことで、最初は舟状骨にヒビが入ったのだと思います。それでも、痛みを我慢して治療を行ってきたために、疲労骨折を起こすに至ったのでしょう。

さらに悪いことには、骨折部分が「偽《ぎ》関節」になっていました。

骨折したとき、通常、折れた部分の骨は、やがてきれいにくっつきます。しかし、私の場合、骨が折れていると気づかないまま手首を酷使していたため、折れた部分が擦れて、丸みを帯びてしまったのです。

すると、そこは関節のような状態になります。本来はないはずの部分に関節ができてしまう。これが偽関節です。

通常、骨の内部にも血管が通り、酸素と栄養を巡らせています。しかし、偽関節ができると、血液が流れなくなります。血液が流れなくなったほうの骨は、やがて壊死《えし》を起こすことになります。

「即、手術が必要です」

医師は言いました。手術では偽関節になった骨を取り除き、体の別の部位の骨を削って移植することになるとの話でした。それによって、半年以上は手を使えなくなるというのです。

なぜ、もっと早く気づかなかったのか。後悔先に立たずとは、まさにこのこと。ですが、気づいたところで、仕事を休むことはできなかったとも思います。

私は「手術」という選択はしませんでした。ですが、従来の鍼の持ち方ではなく、自分の手首の動きに適した、痛みの出にくい鍼の持ち方を見つけ、仕事を続けることができています。その手首の動かし方を研究したことも、「第三の陰陽のタイプ」の発見に繋がりました。

世の中には、自分の体に適さないことを「仕事だから」「健康のために」とくり返し、ケガにつなげてしまっている人たちが大勢います。しかも、その人たちの多くが、何が原因かわからないまま、たえず痛みとつき合い続けていることでしょう。

自分のように無用なケガに苦しむ人をなくしたい。私はこの一心から「陰陽バランス」を理論化することに努めてきたのです。

人体のバランスは四足歩行のときのまま

東洋医学では、体の前面（お腹側）が陰、後面（背中側）を陽としています。これが何によって決められているか、ご存じでしょうか。

答えは、「人が四つ足動物だった頃」。四つんばいになったときに、太陽が当たる部分が陽で、太陽が当たらない部分が陰と東洋医学では位置づけています。

人間の祖先は、諸説ありますが、500万年以上前まで四足歩行で生活していました。その後、手を自由に使うために、二足歩行になっていきました。

しかし、体の基本は、今も四足歩行のバランスで保たれている、と東洋医学では考えています。そして、そのバランスの基礎となるのが、「体幹（胴体）」「上肢（肩口から手の先）」「下肢（股関節から足の先）」という3つの部分です。

私が「第三の陰陽」を研究するなかで、まず発見したのが人体における「アーチの法則」です。

たとえば、川に一枚の板を渡したところをイメージしてください。あなたがその板の中央まで歩いていくと、板はたわむでしょう。場合によっては、折れてしまうかもしれません。真っすぐの板では、上から加わる力に耐えられないためです。

しかし、あらかじめアーチ状に板を設置し、両岸でしっかり支えておけば、上からの力に負けてたわむことはありませんし、少々の重さでは折れません。板の下の面が圧縮されることによって、強度が出るためです。アーチとは、上からかかる力に対して、圧縮力によって下からも支える構造なのです。

人の体もこれと同じように、アーチの法則が働いています。四足歩行だった頃、重さを上手に分散させ、体を絶妙なバランスで支えていたと考えられるのです。

それが21ページの〈A〉の図です。四足歩行だった頃、人類の祖先は、外側と内側の両方に重心を置いてバランスを保ち、草原を駆け回っていました。背中と四肢という外側だけでなく、横隔膜（みぞおちの部分）と両肘、両膝という内側からも、バランスよく体を支えていた。それによって今の人間ほど重力を感じることなく、自然界を縦横無尽に駆け回れたのでしょう。

ところが人類は、二足歩行になりました。しかし、二足歩行になっても体の重心の取り方は、四足歩行の頃のまま残されています。

ただし、二足歩行になり、内側重心と外側重心のバランスは崩れました。人によって、重心を内側と外側のどちらに置くのか、特性が違っていったのです。この体の支え方が、東洋医学の陰陽に見事に当てはまります。それを示すのが図〈B〉です。

陰とは体の前面（お腹側）。アーチの法則でいえば内側重心です。

陽とは体の後面（背中側）。アーチの法則でいえば外側重心です。

私はこの違いを発見し、陰の内側重心を「陰バランス」、陽の外側重心を「陽バランス」と名づけました。

陰バランスは、横隔膜（みぞおち）、肘関節、膝関節という部位で、内側から体を支えています。

陽バランスは、肩と腰、肩関節と手関節（手首）、股関節と足関節（足首）という部位で外側から体を支えています。

このことを私は、患者さんなど2万4000人以上の体を観察し、研究を重ね、体系化することができたのです。

体の陰バランスと陽バランス

〈A〉アーチの法則と体の重心の取り方

●四足歩行だった頃の内外バランス調和図

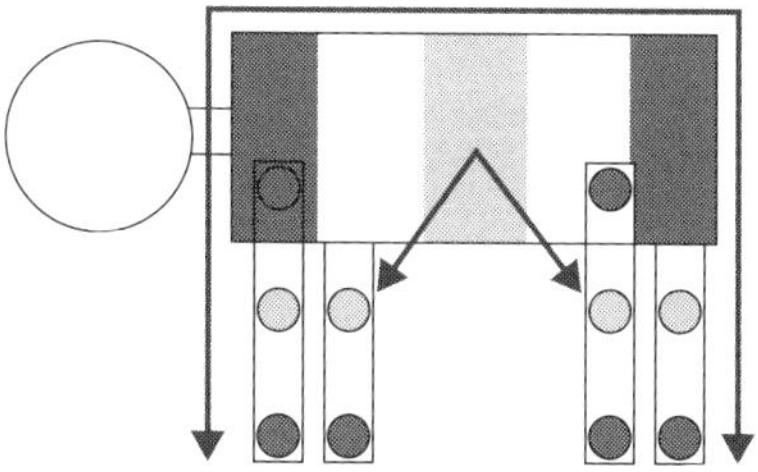

四足歩行の頃は、陰バランスと陽バランスを調和させて、体の重心を取っていた。

〈B〉陰バランスと陽バランス

●陰バランス（内側）

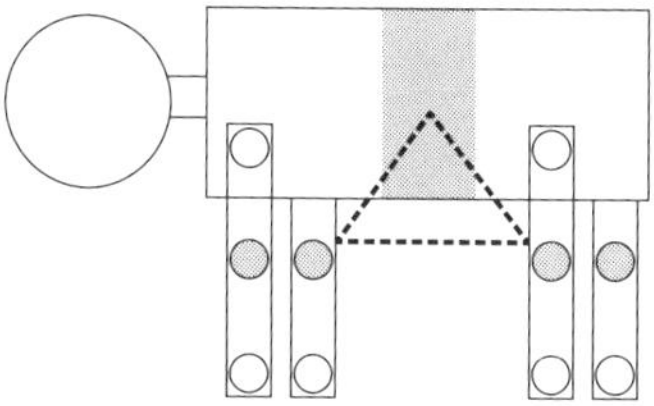

体幹……横隔膜（みぞおち）
上肢……肘関節
下肢……膝関節

●陽バランス（外側）

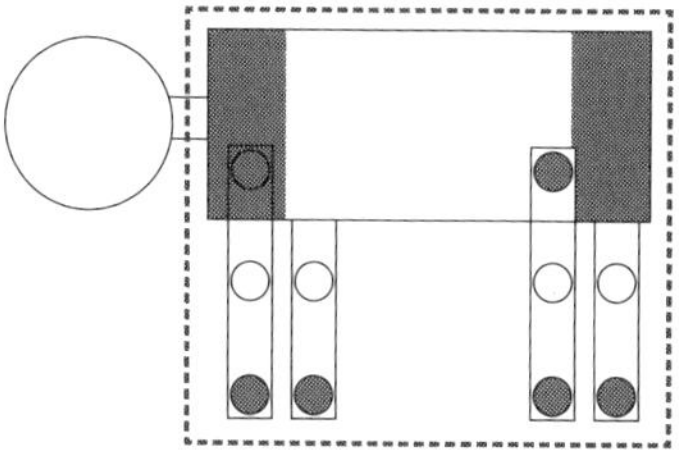

体幹……肩、腰
上肢……肩関節、手関節（手首）
下肢……股関節、足関節（足首）

陰タイプと陽タイプではエネルギーの流れが違う

陰と陽は、片方だけでは存在しません。対立する2つのものを、陰か陽かに分けているだけです。そして、陰と陽は、対立しながらも、お互いにバランスを取り合っています。陰陽そのものに優劣はない、ということです。

とくに体の重心においては、どちらが優れていて、どちらが劣っているということはまったくありません。

ただ、人によって、陰バランスか、陽バランスかが違っているのです。

ここを大前提としたうえで、私は次のように分類しました。

陰バランスで重心をとっている人は、「陰タイプ」。
陽バランスで重心をとっている人は、「陽タイプ」。

陰タイプの人は陰バランスで、陽タイプの人は陽バランスで体を動かすことが、理に叶った体の動かし方です。ここを理解しておくと、ケガや痛みを防げ、自分が考えている以上のパフォーマンスを発揮できます。体をストレスなく動かせるからです。言いかえれば、自分の体の理に反する動かし方をしているから、痛みが出たり、ケガをしやすくなったりするのです。

なお、鍼灸医学では、人の体内には「気」が流れているとしています。気とは、自然の生命力、あるいは体内をめぐるエネルギーととらえることができます。

その気の通り道を「経絡《けいらく》」といいます。経絡は全身に張り巡らされていて、その経絡上には、鍼を打つ場所となるツボが６５０以上も点在しています。

経絡にも「陰の経絡（陰経）」と「陽の経絡（陽経）」があります。

また、陰経を流れる気は「陰気（陰のエネルギー）」、陽経を流れる気は「陽気（陽のエネルギー）」と呼びます。

そして、ここがおもしろいところです。陰気と陽気の流れ方は、陰バランスと陽バランスと一致しています。陰気はお腹側を流れ、陽気は背中側を流れていると、鍼灸医学でも考えられているのです。

さらに興味深いことがあります。

鍼灸医学の古典では、「陽は天から地へ、陰は地から天へ」と説きます。すなわち、陰気は「下から上へ」と流れ、陽気は「上から下へ」へと流れていると示しているのです。

このことは、人体に流れる電子を測定する実験によっても確認されています。陰経では、下から上へ電流が流れ、陽経では上から下へ電流が流れていることが、実験によって明らかにされているのです。


この気の流れが、人の骨格にも影響を及ぼしているのではないかと私は見ています。これまで研究してきたところでは、陰タイプは手足がスラリとした体形の人が多く見られました。特に首は長い傾向があります。エネルギーが下から上へと流れることで、骨も上へ引っ張られ、スラリとした体形になるのかもしれません。

反対に、陽タイプの人は、気が上から下へと流れていて、下方向に重心が置かれます。それによって、骨格がしっかりし、手足や首が陰タイプほど長くならないのではないかと推測しています。

陰のエネルギーと陽のエネルギーの流れ方

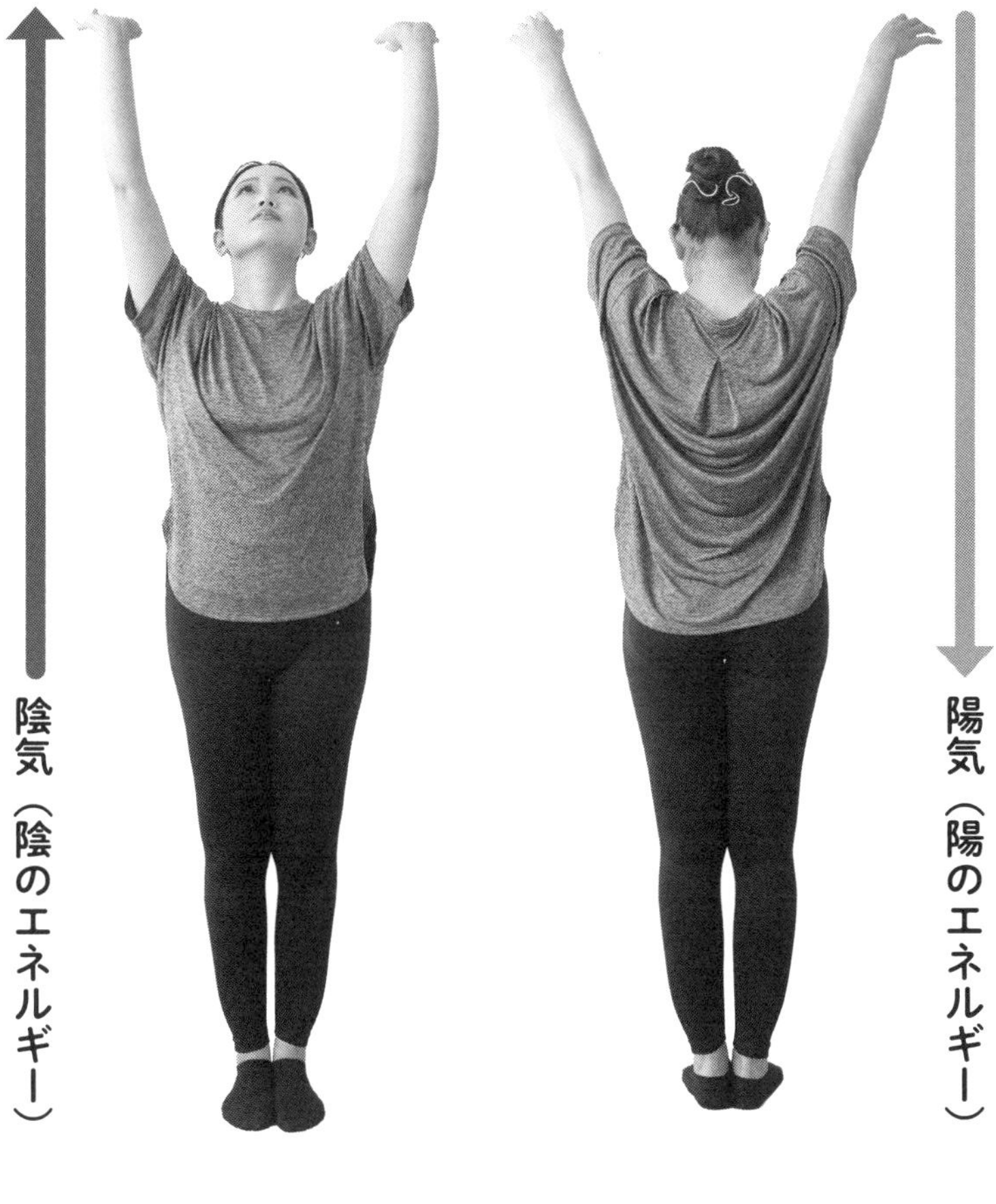

陰のエネルギー　⇒　足の指先から腹部側を上昇する。
陽のエネルギー　⇒　手の指先から背部側を下降する。

上を向いたまま、水をゴクゴク飲めますか？

体には3つの「首」があります。頸部（首）、手首、足首です。この3つの首を動かすことで、私たちの動作は成り立っています。そして、3つの首の動かし方にも、陰と陽があります。

大事なのはここからです。あなたが陰タイプか陽タイプかによって「解放」の仕方が決まり、それに適した動きをすれば、ケガや痛みが起こりにくいということです。解放とは、陰陽の概念においては「バランスや調和を取り戻すこと」とします。人の体は、陰と陽のバランスが崩れることで、健康に問題が生じてきます。よって、心身の健康をよりよく保つには、バランスを取り戻し、調和をもたらすことが必要。そのバランスの取れた状態を陰陽では「解放」といいます。解放されると体はリラックスするうえ、パワーがわいてきます。

具体的には「伸ばす」という動作が解放です。ただし、「伸ばす」と「縮める」は表裏一体。体の表側を伸ばせば、裏側は縮む。反対も同じです。つまり、どちらを伸ばすかによって体が解放されるかどうかは異なり、それは体の陰陽タイプで決まります。

では、解放が妨げられ、不安定になると、どうなるでしょうか。

思わぬケガや痛み、病気が引き起こされることになります。

それでは、3つの首がどのポジションにあるとき、体は解放された状態になるのか、一つひとつ見ていきましょう。

まずは頸部から考えます。29ページの「頸部（首）の陰陽の鑑別」を見てください。

ノーマルポジションは、頸部の角度がゼロのとき。

陰タイプの人は、ノーマルポジションから頸部を後ろ側に曲げ、前側を解放すると安定します。頸部の前側は、四つんばいになったときに、内側となる部分。すなわち、陰です。よって、頸部の前側を解放すると体は安定するのです。

一方、陽タイプの人は、頭を前に倒したときに安定します。

頸部の後ろ側は、四つんばいになったときに太陽が当たる部分であり、陽となります。よって、頸部の後ろ側を解放すると体は安定します。

では、あなたが陰タイプか陽タイプが、ここで1つテストをしてみましょう。

ペットボトルに口を当て、普段通りに水を飲んでみてください。

上を向いたままゴクゴクと飲みましたか？

ペットボトルに口を当てて上を向いたままゴクゴク飲むことが「ふつう」という人は、陰タイプの可能性が高いといえます。陰タイプの人は、上を向くことで頸部が解放されるので、上向きのほうが水はスムーズに入っていくのです。

一方、ペットボトルに口を当てて水を含んだら、いったん頭を下ろしてからゴクリと飲んだ人も多いでしょう。こうした人はおそらく陽タイプです。

陽タイプの人の場合、上を向いた状態になると、陽である頸部の後ろ側が圧迫されるため、不安定になります。頸部の後ろ側が陽だからです。

反対に、頭を下げることで頸部の後ろ側が解放されます。そのため、水を飲むときにはいったん口に含み、頭を下げてからゴクリと飲む動作が「ふつう」と感じられるのです。

頸部（首）の陰陽の鑑別

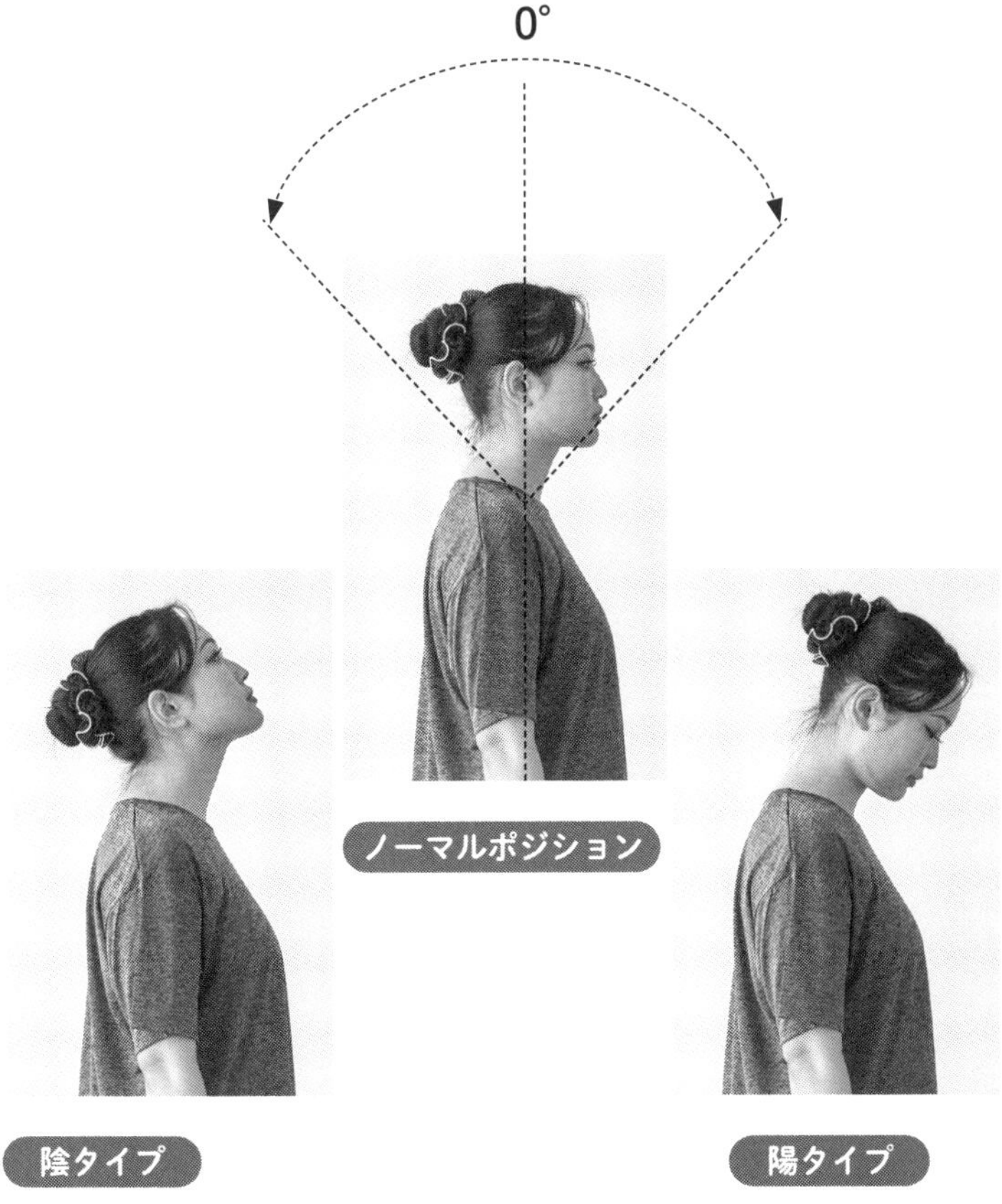

陰パワーは、
頸部の前側（陰）を
解放すると安定。

陽パワーは、
頸部の後ろ側（陽）を
解放すると安定。

陰陽のタイプは生まれながらに決まっている

水の飲み方一つを見ても、陰タイプと陽タイプではまるで違います。ほとんどの人は、この違いを知らないまま、自分の普段の動作を「当たり前」と思い込み、日々くり返しています。

しかし、陰タイプの体には、頸部を前側に曲げることは苦手な動作です。陰の部分が圧迫されるからです。

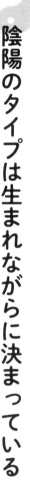

陽タイプの体は反対で、頸部を後ろ側に曲げるのが苦手な動作になります。陽の部分が圧迫されるからです。

ところが社会は、この違いを考慮するようにはできていません。そのため、あなたに正反対の動作を求め、苦しい思いをさせていることが、数多くあります。

そんなエピソードを1つご紹介します。

私の治療院に通ってくださっているお一人に、平野綾さんがいます。平野さんは、女優、声優、歌手としてテレビドラマや舞台で活躍されています。

平野さんは、小学校高学年で芸能界入りされ、多くのオーディションを受け、ご自身の道を切り開いてこられました。少女時代には、清涼飲料水のテレビコマーシャルのオーデションを受け、落とされた経験があるそうです。

そのとき、監督から求められたのは、ペットボトルに口をつけ、ゴクゴクと喉を鳴らしながらおいしそうに元気よく飲む姿。しかし、彼女には上を向いてゴクゴクと飲み続けることができなかったのです。がんばると、どうしても苦しくなる。なぜ、自分はペットボトルに口をつけ、上を向いてゴクゴクとおいしそうに飲めないのか。そんなふうに、子どもながらに悩んだとのことでした。

答えは明らか。平野さんが陽タイプだからです。「先生のお話を聞いて、ようやく理由がわかりました」と彼女は笑顔で語ってくれました。

陰タイプか陽タイプかは、おそらく生来のものと考えられます。そして、この特性はどんなに練習しても、変えることはできないのです。

陽タイプは腕立て伏せをしてはいけない!

次に、手首の陰陽を見ていきましょう。

35ページの「手首の陰陽の鑑別」を見てください。

手首のノーマルポジションは、手首をまっすぐにしたとき。角度がゼロの状態です。

手首は、手のひら側が陰、手の甲側が陽となります。


陰タイプの人は、手首を後ろ側に倒して、手のひら側を解放すると安定します。

陽タイプの人は、手首を前側に倒して、手の甲側を解放すると安定します。

それぞれ、自分のタイプと反対の動きは、理に反した動きとなります。そのため、正反対の動きをくり返してしまうと、痛める原因になってしまいます。

ちなみに、私は陽タイプです。左手の親指のつけ根を疲労骨折したのは、陽タイプである私が、陰タイプの動きをくり返すという理に反したことを長年続けてきた結果の出来事だったのです。

手首のケガは、筋トレをしている人にも多く見られます。たとえば、体を鍛えるために、腕立て伏せを日課にしている人は多いでしょう。

腕立て伏せは、陽タイプの人はやってはいけないトレーニングです。

手のひらを床につけて、肘を曲げながら体を下ろすとき、手首はどのような状態になるでしょうか。

手首は手のひら側が伸び、手の甲側が屈曲します。つまり、手の陰の側が解放されている。ということは、腕立て伏せは、陰タイプの人に適した動きだとわかります。

反対に、陽タイプの人が腕立て伏せをすると、陽である手の甲側が屈曲しているので、負担が大きくなります。

実際、陽タイプの人は、腕立て伏せが苦手なはずです。肘を曲げて体を下ろしたとき、手首で体を支えるのがつらいためです。理に反する体の動かし方では、体重を支え切れません。それでもがんばってしまうと、痛みが生じる可能性が高まります。

その証拠に、陽タイプの人を見ていると、腕立て伏せを終えて起き上がった瞬間に、ほとんどが手首をブラブラと動かします。そうすることで、手首に感じている痛みを、無意識にも和らげようとしているのです。

では、陽タイプの人が腕立て伏せを安全に実践するにはどうするとよいでしょうか。ダンベルなどの器具を使うことです。

床に置いたダンベルの持ち手を握った状態で、肘を外側に曲げ、体を下ろしていく。こうすると手首の手の甲側が伸びます。これによって、陽が解放されることになります。

その状態で腕立て伏せをすると、手首を痛めることなく、体重を支えられるようになります。効率よく筋肉を鍛えていくこともできます。

反対に、陰タイプの人が「もっと大胸筋を鍛えたい」とダンベルを使って腕立て伏せをしてしまうと、理に反した動きになり、力が入りにくくなります。

手首の陰陽の鑑別

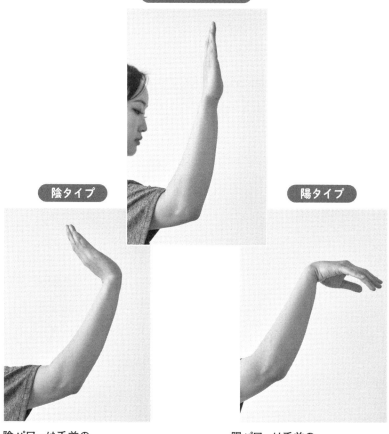

ノーマルポジション

陰タイプ

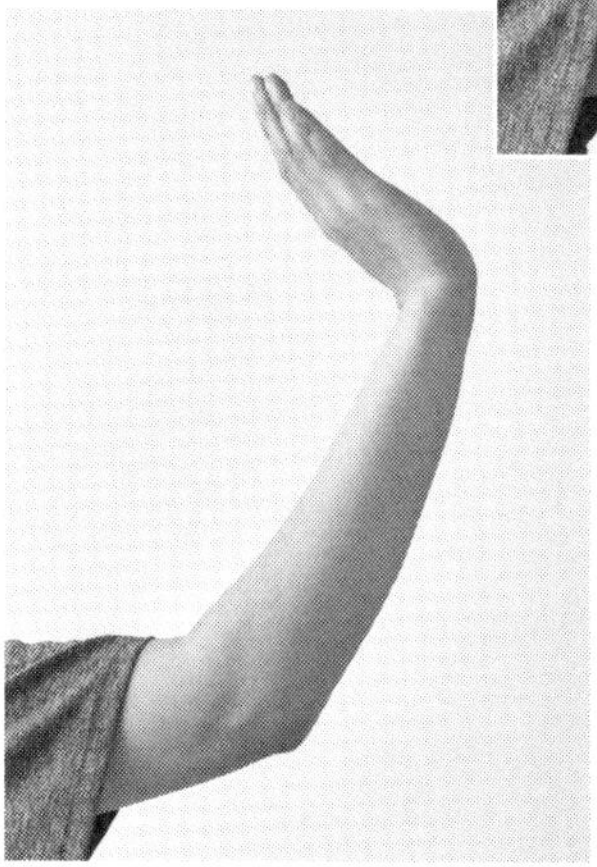

陰パワーは手首の
手のひら側（陰）を解放すると安定。

陽タイプ

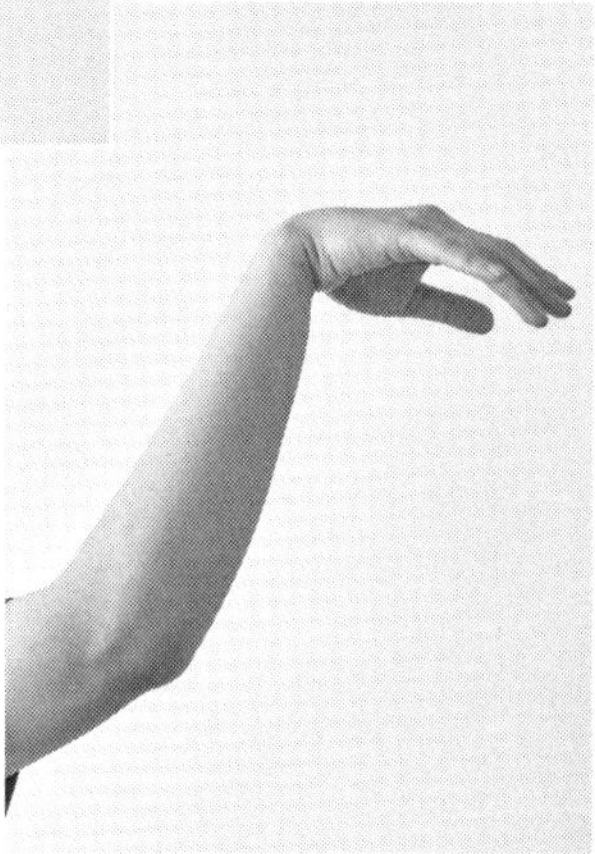

陽パワーは手首の
手の甲側（陽）を解放すると安定。

陰タイプはつま先重心、陽タイプはかかと重心

では、足首の陰陽はどうなっているでしょうか。これも、四つんばいになってみるとわかります。四つんばいになると足首の前側が陰、後ろ側が陽となります。

それでは、足首の場合、どのように伸ばすと体は安定するでしょうか。

足を前に投げ出した状態で、床に座ってみてください。

39ページの「足首の陰陽の鑑別」にあるように、足を床に垂直に立てた状態がノーマルポジションです。そこから足の先をグッと前に伸ばした状態が陰バランスとなります。足首の前側が解放されている状態です。一方、足首をスネ側に曲げた状態が陽バランスです。その状態のとき、足首の後ろ側が伸びて解放されています。

この足首の陰と陽も非常に重要です。二本足で立ったとき、「どのように重心をとるか」に関係してくるからです。

四足歩行から二足歩行になった人類は、足の裏面で重心を取るようになりました。

ただし、足の裏全体で重心を取っているのではありません。体を動かしたとき、陰と陽によって、足裏のどの部分で主に重心を取っているかが違っています。

具体的には、陰タイプの人はつま先で重心をとっています。

試しに、つま先立ちをしてみてください。すると、足首の前側が伸びることがわかります。足首の前側は陰ですから、ここが解放されると陰タイプの体は安定します。

では、陽タイプはどうでしょうか。

かかと立ちをしてみましょう。足首の後ろ側が伸び、足首の前側が縮みます。足首の後ろ側は陽であり、陽タイプの人は陽が解放されると体が安定します。よって陽タイプの人は、自然とかかとで重心を取って立っています。

陰タイプはつま先重心、陽タイプはかかと重心。

これが立つ、歩く、走るという動作の基本になります。人は歩くとき、かかとから着地し、親指のつけ根となる母趾球でけり出すことで前進します。ただ、どこに重心を置いて歩くと体が安定するかは、陰陽で違ってくるのです。

陰タイプの人は、つま先に重心を置いて歩いています。

陽タイプの人は、かかとに重心を置いて歩いています。

この違いは階段や坂道を歩くときによくわかります。

陰タイプの人は、下りが「得意」です。下りでは、つま先から着地して歩くことになり、自然とつま先重心で歩けるので安定するのです。

反対に、陽タイプは下りが「苦手」です。下り坂では、かかとに力を入れて歩けないからです。しかも、かかと重心で歩く陽タイプは、つま先で重心を取ることが苦手です。そのため陽タイプは、下りではうまく重心が取れず、滑ったり、捻挫しやすくなります。下り階段を無意識にも「怖い」と感じるので、駅の長い階段を前に「下りにエスカレータをつくってくれればいいのに」と思ったりします。

一方、上り坂はどうでしょうか。上りは陰タイプの人が「苦手」です。上り坂では自然とかかとに力を入れて歩くことになります。つま先重心で歩く陰タイプは、かかとに重心を置いて歩くことが苦手です。そのため、上りになると陰タイプは重心が安定せず、つま先を地面に引っかけるなどして転びやすくなります。

反対に陽タイプの人は、かかと重心で歩ける上りのほうが、安全に歩けます。

足首の陰陽の鑑別

ノーマルポジション

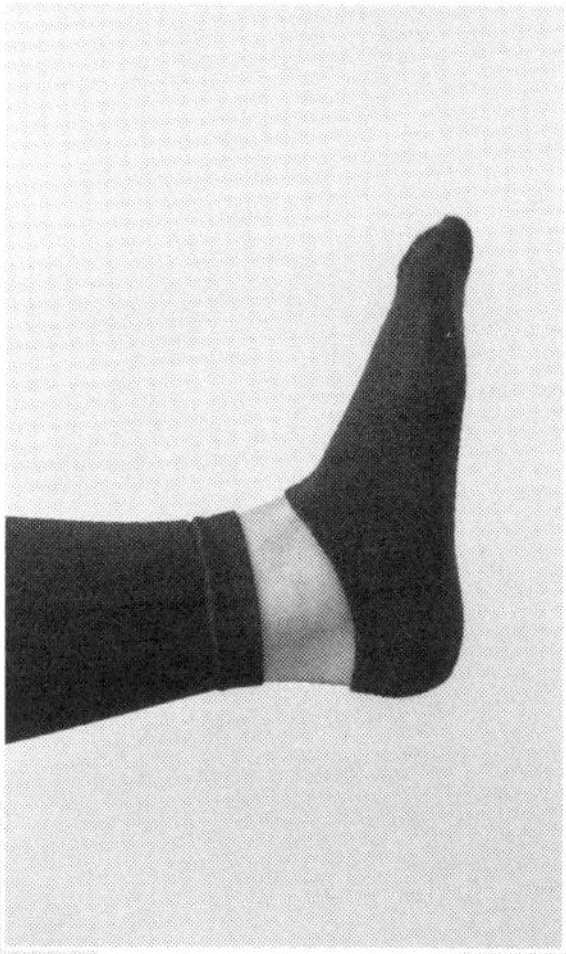

陰タイプ

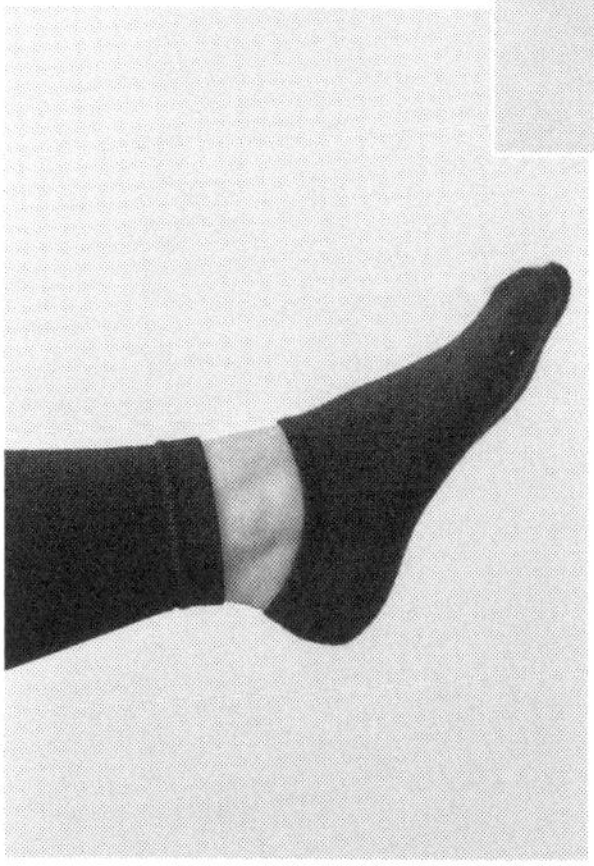

陽陰パワーは足首の前側（陰）を
解放すると安定。

陽タイプ

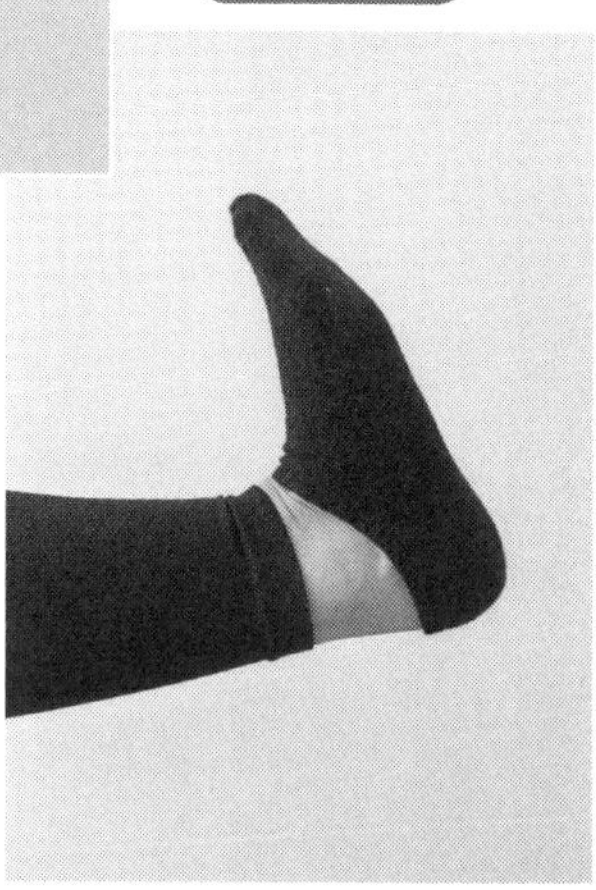

陽パワーは足首の後ろ側（陽）を
解放すると安定。

アジア人は「陽」、欧米人は「陰」が多い

17年間にわたって「陰陽バランス」の研究に取り組み、多くのことがわかってきました。その一つが、欧米人には陰タイプが多く、日本人などのアジア人には陽タイプが多いことです。ただし、すべての人がそうだということではなく、欧米人にも陽タイプがいますし、日本人にも陰タイプがいます。

前に、陰タイプと陽タイプでは、骨格が違うというお話をしました。

陰のエネルギーは下から上へ気が流れていることで、陰タイプはスラリとした骨格の人が多く、陽のエネルギーは上から下へ流れているため、陽タイプはしっかりした骨格の人が多く見られます。

一般的に欧米人はスラリと背が高い人が多く、アジア人は欧米人ほど背が高くなく、手足も短い傾向があります。

こうした体形を見ることも、陰陽を判別する一つのヒントになります。

ただし、私が問題としたいのは、体形ではありません。陰タイプと陽タイプでは、重心の取り方が正反対だということです。それによって最適な日用品が違ってくることが多くなります。

もともと日本は、陽タイプの人が多く、日用品は陽タイプの体を基本につくられていました。しかし現在の日本社会には、欧米から入ってきた物があふれています。陰タイプの物が多くなっているのです。陰タイプの体に最適な物は、陽タイプには痛みを生む原因になりがちです。そのため、現代を生きる陽タイプの人は「理由がよくわからないが、痛い」という状態に陥りやすくなっています。痛みを回避するには、ここに気づく必要があるのです。

その最たるものが靴です。欧米のメーカーの靴は、幅が狭く、甲が低いタイプが多くなります。甲が低くて幅の狭い足が、陰タイプの特徴です。

反対に、陽タイプの足は甲高幅広が特徴となります。

もともと靴文化は、欧米から入ってきたものです。日本人が靴を履くようになったのは、江戸末期から明治初期以降のこと。それまでは、草履や下駄を履いていました。陽タイプのかかと重心の足には、底が平坦な草履や下駄が最適なのです。

しかし現代社会では、靴を履かないわけにはいきません。ソールが平坦で、幅広甲高の靴ならばよいのですが、幅が狭く、甲の低い靴は、陽タイプには適しません。ところが、おしゃれ好きの人は、幅が狭く、甲の低い細みの靴を選びがちです。こうした靴を陽の人ががんばって履いていると、足を痛める原因になってしまうのです。

とくに問題なのが女性のヒールです。ヒールは完全に陰タイプのものです。かかとが高い靴は、つま先に重心を置いて歩くようにできています。

では、陽タイプの人がヒールを履くと、どうなるでしょうか。

かかとで重心を取れないため、膝でバランスを取るようになります。すると、自ずと膝を曲げて歩くようになるので、若干、がに股に見えてしまいます。

つま先重心の陰タイプの女性がヒールで歩く姿は颯爽《さっそう》としていますが、かかと重心の陽タイプの女性は歩き方がどこかぎこちなく見えます。

それでも、がんばってヒールで歩いていると、次に起こってくるのが痛みです。

まず、足が痛くなり、足がパンパンにむくみます。

やがて腰に痛みが生じます。かかと重心で歩けないことによって、腰に負担をかけ、骨盤がゆがんでしまうのです。それによって、ぎっくり腰が起こりやすくなります。

さらには、外反母趾にもなりやすくなります。足の親指（母趾）が小指側に曲がって「く」の字のように変形してしまうのです。母趾が痛み、腫れ、靴を履くだけで痛く、悪化すると手術が必要な状態へと進行していきます。

私の治療院には、がんばってヒールで歩いていたために、膝や腰を痛めてしまった女性が多く治療にやってきます。

なかには、芸能界で活躍されている女性たちもいます。女優やアイドル、モデル、ダンサーの女性たちは、スラリとやせているので、一見、陰タイプのように見えます。ですが、実際には、陽タイプの人が多いのです。

彼女たちは仕事で日々ヒールを履いています。撮影では、ヒールを履いて全速力で走らなければいけないこともあります。アイドルやダンサーの女性は、毎日のようにヒールで踊っています。それによって、腰を痛めてしまうのです。

現代社会は「陰」で回っている

日本人にもともと陽タイプが多かったことは、日本古来の道具を見ているとよくわかります。道具は、それをつくった人がもっとも使いやすいようにできています。

その道具が現代まで残っているのは、多くの人が愛用し、現代まで繋いできた証しとも考えられます。

たとえば日本の包丁は、食材を引いて切るようにできています。包丁を手前に引いて切るとき、柄《え》を握った手首は前に曲がり、後ろ側が伸びます。また、板前さんを見ているとわかるように、包丁を引いているとき、顎を引き、重心は低く、背中はやや丸まります。つまり、包丁を手前に引いて切るという動作は陽タイプであり、日本の包丁は陽タイプの人たちが使い繋いできた道具とわかります。

一方、欧米では食材を押して切ります。押して切るとき、柄を握った手はノーマルポジションから手首が後ろ側にやや反れます。また欧米では、野菜や果物などの食材に直接刃物を当て、鉛筆をナイフで削るように切る姿もよく見ます。自分のほうから外に向かって包丁を動かすとき、手首は後ろ側に反れ、陰である前側が伸びます。そうやって見ると、欧米のナイフは陰タイプの人用とわかります。

つまり、日常の動作において、「引く」は陽タイプの動き、「押す」は陰タイプの動きだということです。

日本人の大工が古くから使ってきたのこぎりは、引いて切ることを基本としています。かんなも引いて削ります。日本に古くからある道具は、陽タイプが多いのです。ところが現在、のこぎりは押すと切れるものが増えています。押すと切れるのこぎりは欧米人が古くから使ってきたものであり、陰タイプ用ののこぎりです。

この押すと切れるのこぎりは、今や日本中に普及しています。日曜大工やＤＩＹが趣味で、のこぎりを日常的に使う人も多いでしょう。しかし、陽タイプの人が押すと切れるのこぎりを愛用していると、手首を痛める原因になりかねません。

他にも、日常の動作で陰タイプと陽タイプがはっきりわかることがあります。「お腹を伸ばす」と「お腹を縮める」です。伸ばすのが陰タイプ、縮めるのが陽タイプになります。

この動作をする日用品でわかりやすいものが、トイレです。日本人が昔から使ってきた和式トイレは、陽タイプの人の動きに適した形です。しゃがむとき、お腹が縮みます。その際、頭が下がるので、陽である頸部の後ろ側が解放され、同じく陽である足首の後ろ側が伸びます。

そして、お腹を縮めているとき、陽である背中が伸びています。和式トイレに座る体勢は、陽タイプの体を解放させるのです。

反対に、洋式トイレは陰タイプの人の動きに適した形です。背筋を正して座っているとき、お腹側が伸びます。お腹側をグーッと伸ばすと背中が反ります。この「お腹を伸ばす」という動作は、陰タイプの体を解放し、安定させるのです。

現在、洋式トイレが一般化し、和式トイレが少なくなりました。生まれたときから洋式トイレに慣れ親しんでいる若い人たちは、和式トイレでは用を足せなくなっているとも聞きます。陰タイプの人はそれでよいでしょう。しかし、陽タイプの体には負担が少なからずあると考えています。陽タイプの体には本来、和式トイレのほうが適していています。和式トイレのほうが排便もスムーズなはずです。

今、便秘症の人が増えています。原因は食の変化にあるとされますが、陽タイプの人が洋式トイレを使っていることにも理由があるのではないかと私は考えています。

また、床にあぐらで座るのは陽タイプの動作、イスに座るのは陰タイプの動作です。イスは、陰タイプの人用の日用品です。

ただ、現在の日本では、イスに座る生活が一般的です。陽タイプの人がイスに座っていると、自然と姿勢が悪くなります。陰タイプ用のイスに安定して座るためには、お腹を縮めて背中を伸ばすという姿勢を取りたくなるからです。

昔の日本の生活は、陽タイプの人を中心に組み立てられていました。そのなかで陰タイプの人が暮らすのは、無意識にもストレスが多くて大変だったでしょう。

しかし現在、生活は欧米化し、日本古来の道具が少なくなっています。その生活スタイルは、陽タイプの体にはストレスが多いものになっているのです。

陰タイプの人が増えている

日本の生活スタイルは欧米化し、陰タイプの人に適したものになっています。

そうした生活は、陽タイプの人にとって、自分の体の理に反したものとなります。

それでも、体はなんとか折りあいをつけ、自分がリラックスできる体勢を工夫しています。

ところがそれは、周りの人に「姿勢が悪い」と見なされ、マイナスの評価を受ける結果となりがちです。しかし、背中が丸まる（お腹が縮む）というのは、陽タイプがリラックスできる体勢なのです。

陽タイプの人は、周りからきちんと見えることを意識する一方で、陰タイプの生活スタイルに何とか折りあいをつけて日常を送っています。そうした生活は体に負担を与えます。それが肩こり、腰痛になって現れてくることは多いと考えられます。

もう一つ興味深い変化があります。今、若い人たちを中心に陰タイプが増えています。私の子どもは2人とも陰タイプですから、陽タイプの私は、陰タイプの人たちの中で生活していることになります。ちなみに妻も陰タイプです。

体の陰陽のタイプは、おそらくは生まれ持ったもので、定着したタイプから変化することはありません。しかし、生活スタイルの変化が、陰タイプを増やしているのは事実のように思います。

実際、私が多くの患者さんと接し、判別しているところでは、若い人を中心に陰タイプの人が増えているのは間違いないと考えます。

それは、スラリとして、手足が長い人が増えていることでもわかります。明らかに、今の中高年とは違う、欧米化した体形の人が日本人にも多くなっています。

日本は、今後ますます陰タイプの人に暮らしやすく、陽タイプの体には痛みが起こりやすい社会となっていくでしょう。この陰陽タイプの違いを皆さんが理解しておかないと、「なんだかわからないけれど、体が痛い」「不調が続く」という人をますます増やすことになってしまいかねません。

ウィークポイントを知り、痛みから身を守る

陰タイプと陽タイプでは、体のウィークポイントが異なります。自分の体の理に反することをしていると、そのウィークポイントに痛みや不調が現れやすくなります。

その弱点となるのが、人が四足歩行だったときに、バランスをとっていた部分です。もう一度、21ページの図〈B〉を見てください。

陰タイプの人は、「横隔膜（みぞおち）」「肘関節」「膝関節」がウィークポイントになります。

陽タイプの人は、「肩、腰」「肩関節、手関節（手首）」「股関節、足関節（足首）」がウィークポイントになります。

それらの部分でバランスを取っているということは、そこが体の支柱になっている、ということです。

家は柱が1本でも倒れれば、簡単に崩れ落ちます。人の体も同じで、支柱が1つで

も弱れば、不調を感じやすくなるのです。

反対に、支柱以外の場所は、ウィークポイントとはなりにくい、ともいえます。たとえば、子どもの頃、「膝カックン」が流行ったことがあったでしょう。友達の膝に後ろから衝撃を加えることで、相手の体勢を崩すいたずらのことです。陰タイプの人は、あれに弱く、おもしろいように体勢を崩します。膝関節がウィークポイントだからです。

ところが、陽タイプの人は、膝カックンをされても、あまり体勢を崩しません。「何がしたいの？」というような顔をします。膝関節がウィークポイントではないため、膝を攻撃されても衝撃を受けにくいのです。

一方、陽タイプの人は、手首を不意に引っ張られると、簡単に倒れます。手首がウィークポイントだからです。反対に、陰タイプは手首を引っ張られても、倒れないでしょう。ウィークポイントではないからです。

人の体とは、陰タイプか陽タイプかによって、これほどの違いがあるのです。

自分の体の特性を受け入れる

すべての物事は、陰と陽に区分できる、と東洋医学ではとらえています。天と地、太陽と月、明るさと暗さ、表と裏、男と女、親と子、すべてが陰陽にわけられます。ただし、陰と陽は、片方だけでは存在しません。対立する2つのものを陰と陽という言葉で区分しているだけのことです。

また、すべては区分できるけれども、実はまったく別のことでもないのです。お互いはお互いを制約しながら、見事にバランスを取り合っています。

たとえば、昼は陽で、夜は陰ですが、「ここからが昼で、ここからが夜」と線引きできるものではありません。真夜中がもっとも陰が強く、そこから少しずつ陽が増えていき、陰が減っていく。反対に、真昼はいちばん陽が強い状態で、少しずつ陰が増えていって陽が減り、夜になる。このように、陰と陽は変動していきます。

病気と健康も同じです。どこからが病気で、どこからが健康と線が引けるものではなく、連続的に繋がっています。

人の体も同じです。四つんばいになって太陽が当たる部分が陽で、当らない部分が陰ですが、人の体は陰陽のどちらも持ちます。「ここからここまでが陽、それ以外が陰」とはっきりと区分できるものではありません。そして、体の陰と陽は互いに抑制しあいながらもバランスを取り合っています。

反対に、そのバランスが崩れれば、両方崩れることになるのです。

つまり、陰と陽のタイプ分けは、主にどこで重心を取っているかの違いだけです。陰タイプの人はつま先重心だけれども、かかとも使って歩きます。陽タイプの人はかかと重心だけれども、つま先も使います。つま先とかかとがバランスよく働くことで、私たちは歩けます。反対に、どちらかが失われてしまえば、歩けなくなります。

とはいえ、どちらに重心を置いているかは、「日々のトレーニングで変えられる」ということではないとも理解してください。昼は夜にならないし、太陽と月も入れかわりません。これと同じで、陰タイプは陽タイプにはなりませんし、反対も同じです。

大事なのは、自分の体の特性を受け入れ、理解し、バランスよく動かしていくこと。このことが、体を痛みやケガから守るためには何よりも重要なのです。

陰陽の違いは「ガッツポーズ」に現れる

第2章では、あなた自身が陰タイプか陽タイプかを判別してください。

頸部、手首、足首という3つの首の使い方の代表例を挙げ、陰タイプと陽タイプの違いを示していきます。ご自身の動きがどちらにより近いか、あるいはどちらの方法のほうが動きやすいか、リラックスできるかなどを見てください。

体の一つひとつの使い方を見ていくと、「自分のこの動作は陰っぽいけれど、これは陽っぽいな」と思うことも出てくるでしょう。ですが、トータルで判別していくと、「あっ、自分はこっちのタイプだ！」と合点がいくポイントが必ず見つかります。

どちらかよくわからないというときには、無意識に自分がどんな動きをしているかを観察してみてください。ふとした瞬間に現れる動きは、脳の支配を受けていない体本来の動きともいえます。

たとえば、陽タイプの人に「上を向いたまま、水をゴクゴク飲めないでしょう」と言うと、たいていは「飲めますよ」と言って実際にやって見せてくれます。テレビコマーシャルなどをくり返し見ていることで、上を向いてゴクゴクおいしそうに飲む清涼飲料水のイメージが脳に刷り込まれているためです。

ですが、「では、上を向いたまま、ずっとゴクゴク飲めますか」と尋ねると、「あんまり、そういう飲み方はしないかな」と答えます。

また、「ゴクゴク飲めますよ」という陽タイプの人の飲み方を観察していると、ふと気を抜いた瞬間、顔を下げてのどに落とし込んでいます。気を抜いた瞬間に、自分本来の動作が現れます。そこに陰と陽の違いが明確に現れてきます。

では、わかりやすい例を１つ挙げてみましょう。

イメージしてください。あなたは、これまでがんばってきたスポーツの試合で、勝利をつかみました。その瞬間、ガッツポーズが思わず出ました！　どんな動きでガッツポーズをしたでしょうか。

ガッツポーズは、大きく２つにわけられます。

一つは、下から上に腕を伸ばすガッツポーズ。

もう一つは、上から下に腕を下ろすガッツポーズ。

いかがでしょう。あなたは、どちらでしたか？

前者が陰タイプです。陰タイプは、気の流れが下から上に流れているため、腕も下から上へ伸ばすほうが、やりやすいのです。そのやりやすさが、ふとした瞬間の動きになって現れます。

後者は陽タイプです。陽タイプは、気の流れが上から下に流れています。そのため、「ヨッシャー！」と喜ぶとき、腕を上から下ろすポーズをとるのです。


もう一つ、わかりやすい動きがあります。

想像のなかで、握力測定をしてみてください。グッと力を入れて手を握ったとき、手首はどのような形になっているでしょうか。

手のひらが伸びている人は、陰タイプです。手のひら側が解放されることで手首が安定し、手に力が入るのです。

腕をまっすぐに下ろして握り込んでいる人は、陽タイプです。そのとき、手首はやや手のひら側に曲がっているでしょう。それによって手の甲側が解放されることで手首が安定し、握力が強まります。

ところが、賢いあなたは、こう考えたはずです。

「握力測定というのは、握力計を持った腕を垂直に下ろさなければ正確には測れないんだよ。手首を反らせるなんて、もってのほかだ」

それこそが、教育によって生じた脳の刷り込みです。別の言い方をすれば、思い込みです。第2章では、そうしたフィルターを外して、ご自身がどちらの動きのほうがやりやすいか、楽にできるか、しっくりくるかを観察してください。そこを素直な気持ちで読み取っていただければ、ご自身のタイプを明らかにできるはずです。

くり返しますが、陰タイプと陽タイプ、どちらがよく、どちらが悪いということはまったくありません。大事なのは、ご自身の体のタイプを知り、認め、理解すること。自分の体の理に叶った動かし方を理解してこそ、思わぬケガや痛みを防ぐことができるのです。

陰タイプか陽タイプかで姿勢を変えると声が出やすくなる

ボイストレーナー・安倉さやか

私がボイストレーナーになったのは、音大生の頃、「この地球上に私の声を直せる人がはたしているのだろうか」と考えてしまうほど発声に悩んでいたからです。「なぜ、私はこんな歌声しか出ないの？」との答えを探して、アメリカにまで向かいました。

そこで出合ったのが、マイケル・ジャクソンをはじめとする多くのグラミー賞受賞歌手が使用したＳＬＳという発声メソッド。このＳＬＳをメソッド化したデイブ・ストラウド（Dave Stroud）氏との出会いが、私にとっての大きな転機になりました。

彼はハリウッドのセレブリティのボーカルコーチをしていて、新たに「Ｖ・ｉ・Ｐ（Vocology in Practice）」という発声メソッドを開発していました。私は、このメソッドを習得し、日本コーチとなったのです。

Ｖ・ｉ・Ｐ認定のボーカルインストラクターになったことで、世界中のコーチ陣と情報共有ができるようになりました。

私のレッスンでは、「お腹を意識して」などといった感覚的な表現はいっさいしません。あいまいさはすべて排除し、医学的なアプローチから生徒さんたちの発声の悩みを解決していきます。声とは、骨格や筋肉の動きなど、さまざまな要素が絡みあって表に出てきているものなのです。

いかにあいまいさを排除し、医学的・科学的な知見から、生徒さん一人ひとりの発声の悩みを解決していくか。そこを追究してきた私にとって、後藤先生からお聞きし

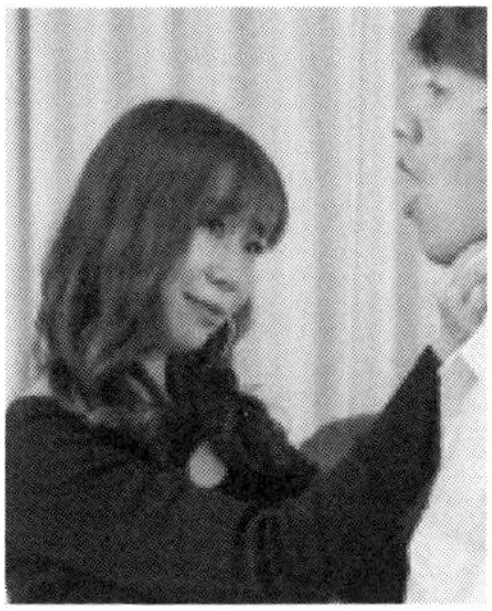

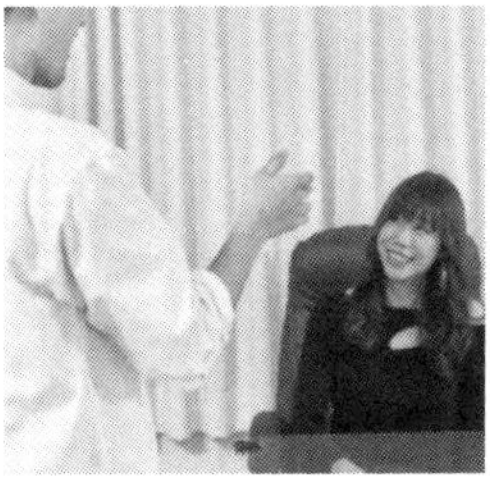

安倉さやか先生のレッスン風景。「陰陽タイプ別体の動かし方」も取り入れ、医学的・科学的な知見から生徒さん一人ひとりに最適な姿勢で発声するレッスンを行っている。

た「陰陽バランス」の話は衝撃的でした。初めて聞いたとき、心から感動しました。

私自身、「人によって発声しやすい姿勢は異なる」とは気づいていたのですが、その理由がわからず、ここに関してはあいまいさを排除できずにいたのです。

一般的な発声法では、「足は肩幅くらいに開き、足の裏全体に体重をのせ、膝は曲げず、腰から首まで背骨を一つひとつ積み上げていくようなイメージで背中を伸ばす」という姿勢が推奨されます。また、喉がよく開くように視線を上げなさい、ともいわれます。確かに、この姿勢のときに声が出やすい人もいます。

しかし一方で、低音や高音を出す際にふっと顎を引く人がいます。背中を丸めたほうが、声量が上がる人もいます。

この両者の違いに、陰陽のタイプを当てはめると違いが明確になるのです。

声楽は西欧から来たもので、陰タイプ。現在の一般的な発声法は、陰タイプの人の体に基づいてつくられています。

さらに、陰タイプの歌手のなかには、声を張る際に、背中を反らしたり、天を見上げたり、手のひらを上に向けたりする人がいます。その人の「個性」もしくは「パフォーマンス」と思われがちな歌い方ですが、後藤先生の理論で考えると、そうした姿勢のときに聴衆を魅了させられる声が、スパーンと体から出るのだと理解できます。

一方、陽タイプは、顎を引くと喉が開き、低音や高音を出しやすくなります。背中を丸め気味にすると体がリラックスし、声がさらに出やすくなります。一流の歌手に

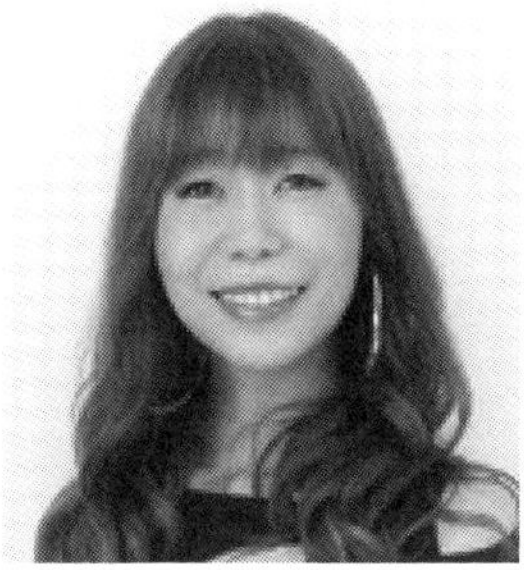

安倉さやか

武蔵野音楽大学卒業
（中学・高校教職課程修了）
元SLSインストラクター
現ViP認定ボーカルインストラクター

国内トップクラスのミュージシャン、レコード大賞を何度も受賞しているメジャーアーティストの指導、全国ツアーにも同行している。音声訓練の他に、音源制作、ボーカルディレクション、コーラスを担当。多くの事務所からアーティスト開発や育成も任されている。

安倉さやかの歌うま研究所
https://youtube.com/@sayakayasukura?si=XkamCBQAXer7plLU

も、視線を下げて歌う人がいます。これも、自分の声がもっともよく出る姿勢を追究した結果、習得した歌い方なのでしょう。

ただし、音楽学校の声楽科など「正しさ」が求められてしまう環境では、陽タイプの人は思うような声を出せずに、苦労する人が多いのです。

現在、私のレッスンでは、生徒さんが陰陽どちらのタイプか見極めることを行っています。生徒さんは、発声にいくつもの悩みを抱えています。たとえば、「長時間歌っていると喉が枯れる」「がんばって歌うと、次の日、喉が痛い」「高音になると叫んでしまう」「ロングトーンで伸ばせない」「ビブラートがかからない」「低音が出しづらい」「鼻にかかった声になってしまう」などなど。こうした悩みは、自分の体に適した姿勢で歌うことによって改善に転じることが多いのです。

「陰陽バランス」は、こんなにもすごい大発見。私も今後、陰陽タイプ別の歌い方の重要性を広く発信していきたいと考えています。

第２章

判別しよう！
あなたの動作は
陰タイプ？ 陽タイプ？

【頸部】水の飲み方

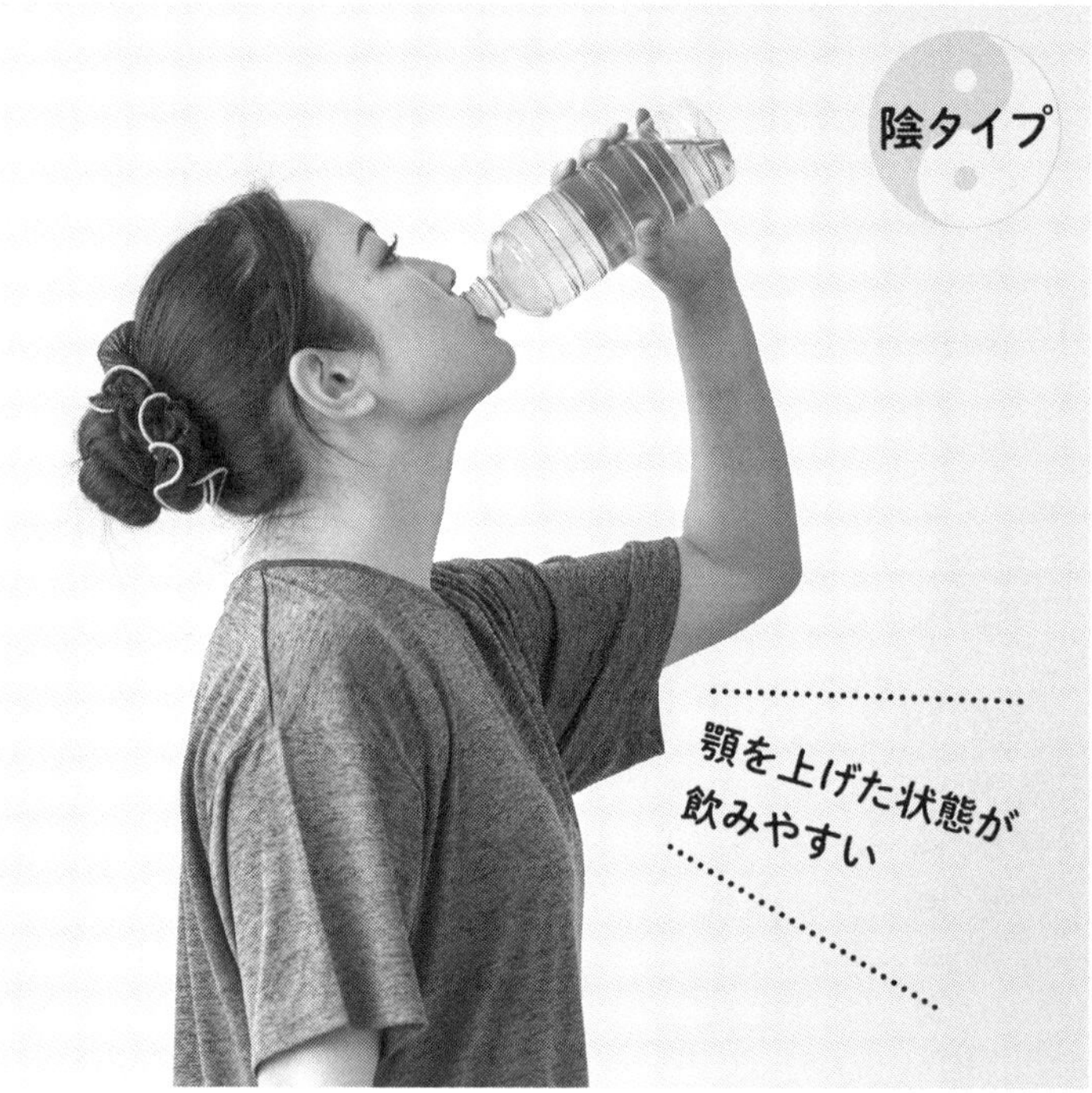

【特徴】

●ペットボトルに口をつけ、ゴクゴクと飲み続けても平気。陰タイプの頸部は前側が伸びている状態のときに解放されるため、顎を上げて飲むことが「ふつう」と感じる。

●カフェなどでお茶を飲むときにも、ストローは使わないことが多い。まっすぐのタイプのストローは飲みにくいと感じる。ストローを使うとしたら曲がるタイプが好き。

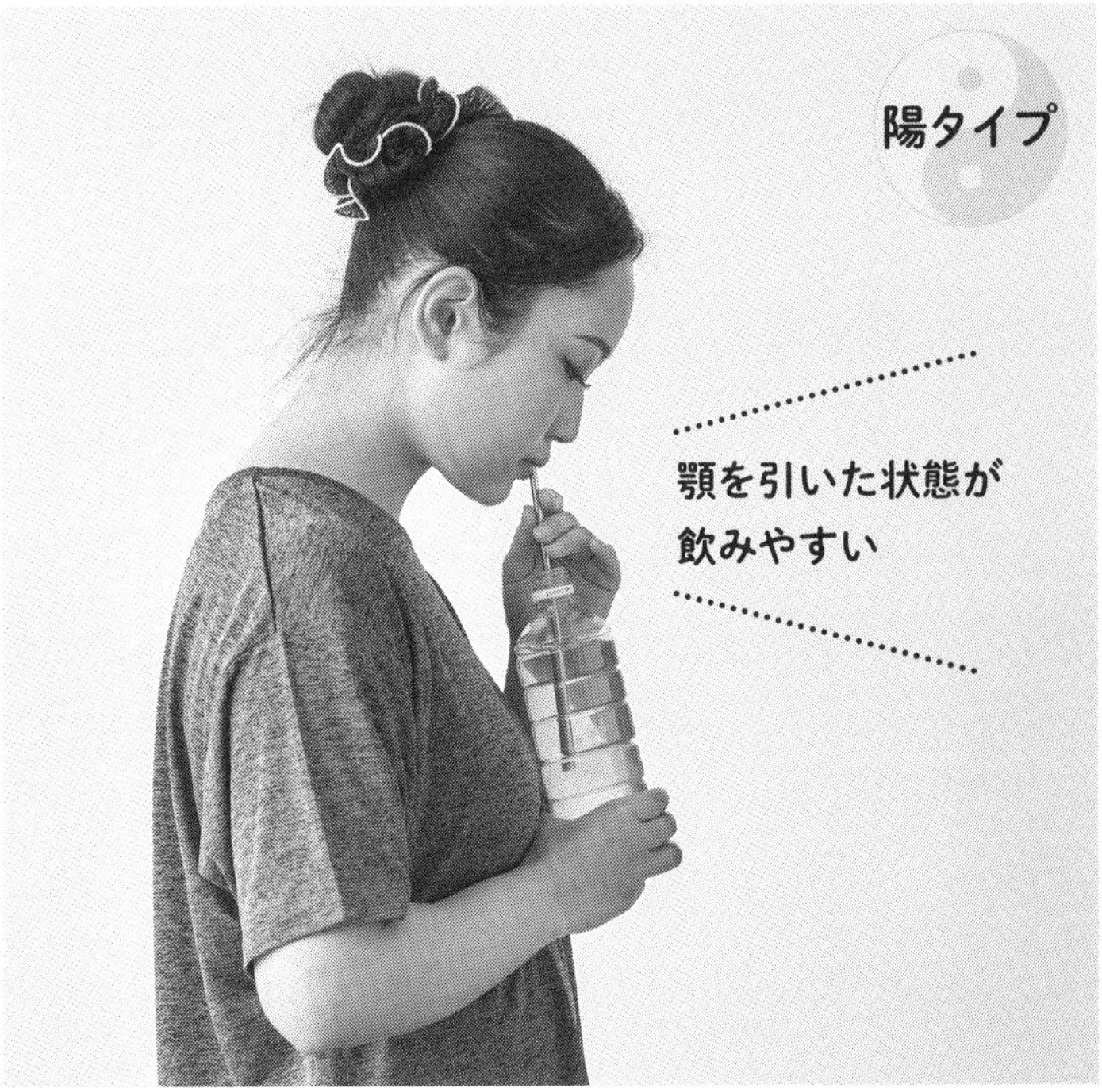

【特徴】

●ペットボトルから直接飲むとき、水を口に含んだら、顎を引いてゴクリと飲み込むことが多い。陽タイプの人は頸部の後ろを伸ばすと解放されるため、無意識にも顎を引いて飲む動作をとる。

●ストローを使ったほうが飲みやすい。ストローは曲がるタイプより、まっすぐのほうが好き。

【頸部】考えごとをするときの姿勢

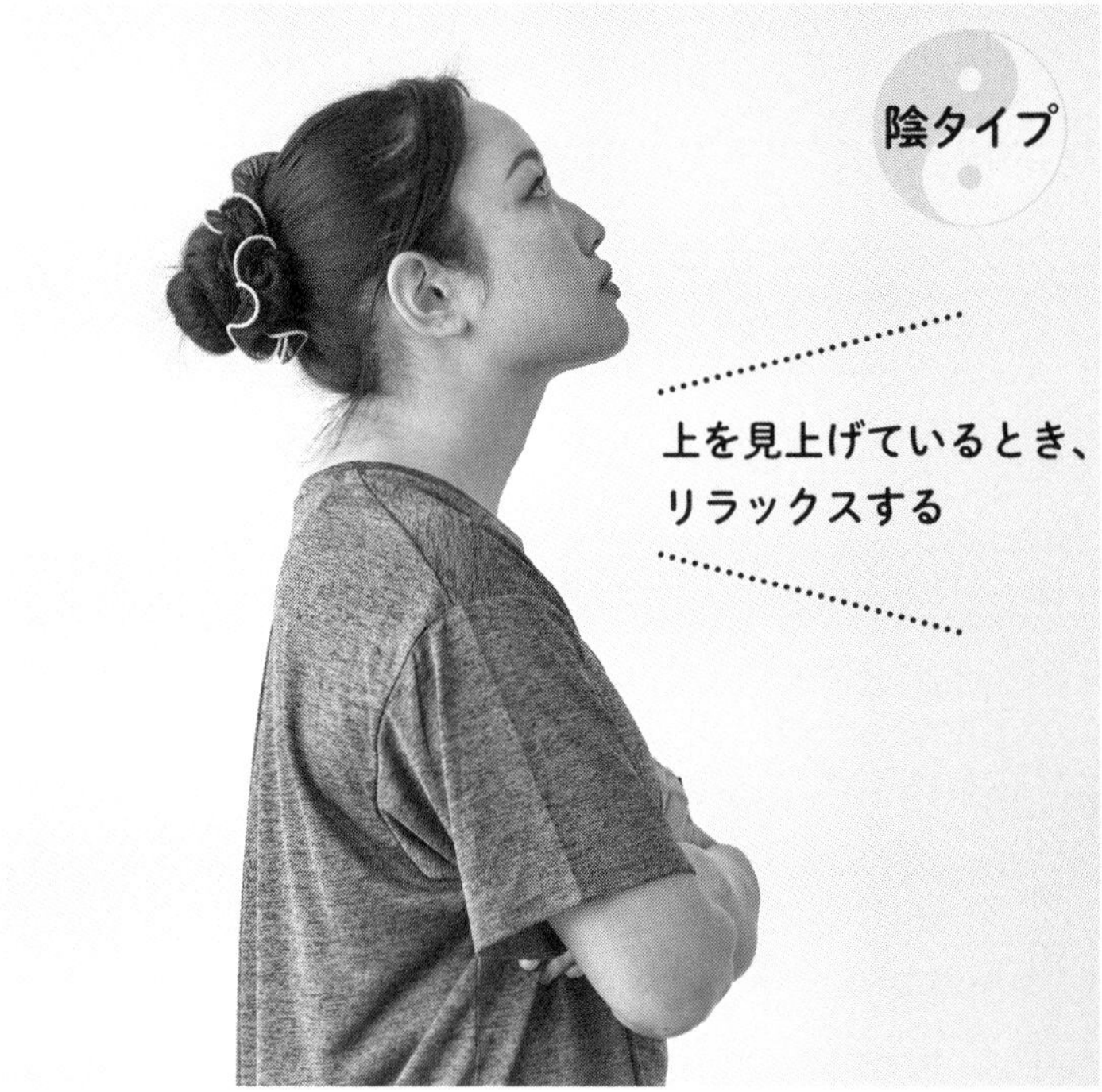
陰タイプ
上を見上げているとき、
リラックスする

【特徴】

●陰タイプは、顎を上げ、上のほうを見ているときに呼吸がしやすく、リラックスする。考えごとやボーッとするときには、自然と上を見ていることが多い。

●ボーッとしていても、上を見ていると周囲には考えごとをしているように見えるため、とがめられことは少なく、明るい印象を与えることができる。

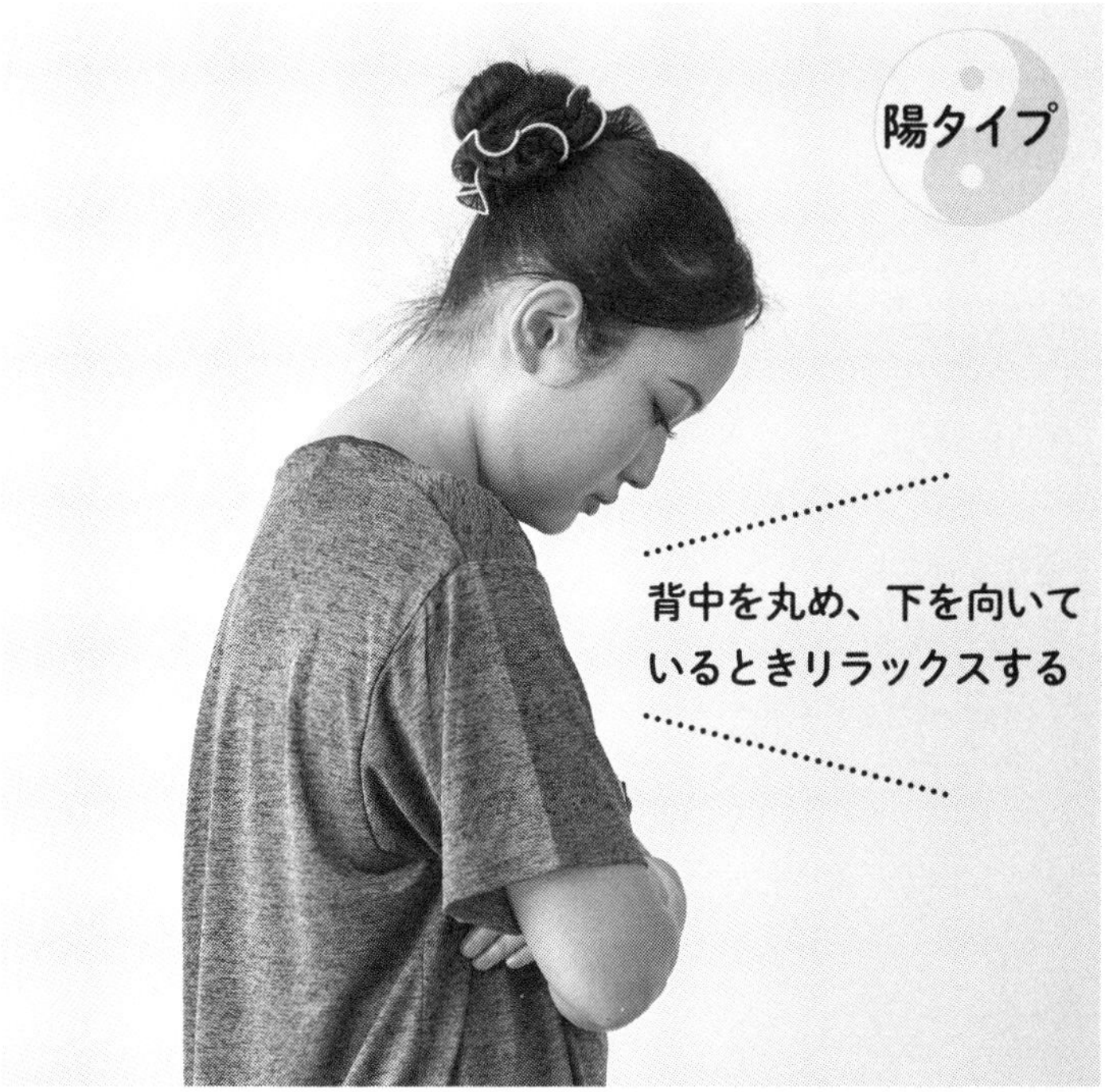
陽タイプ
背中を丸め、下を向いているときリラックスする

【特徴】

●陽タイプは、顎を引くと頸部の後ろが解放され、呼吸がしやすく、リラックスする。考えごとやボーッとするときには、背中を丸め、うつむく姿勢になることが多い。

●考えごとをしているだけなのに、落ち込んでいると見られてしまうことも多い。居眠りしているように見え、注意されることがある。

【頸部&手首】ノートパソコンの使い方

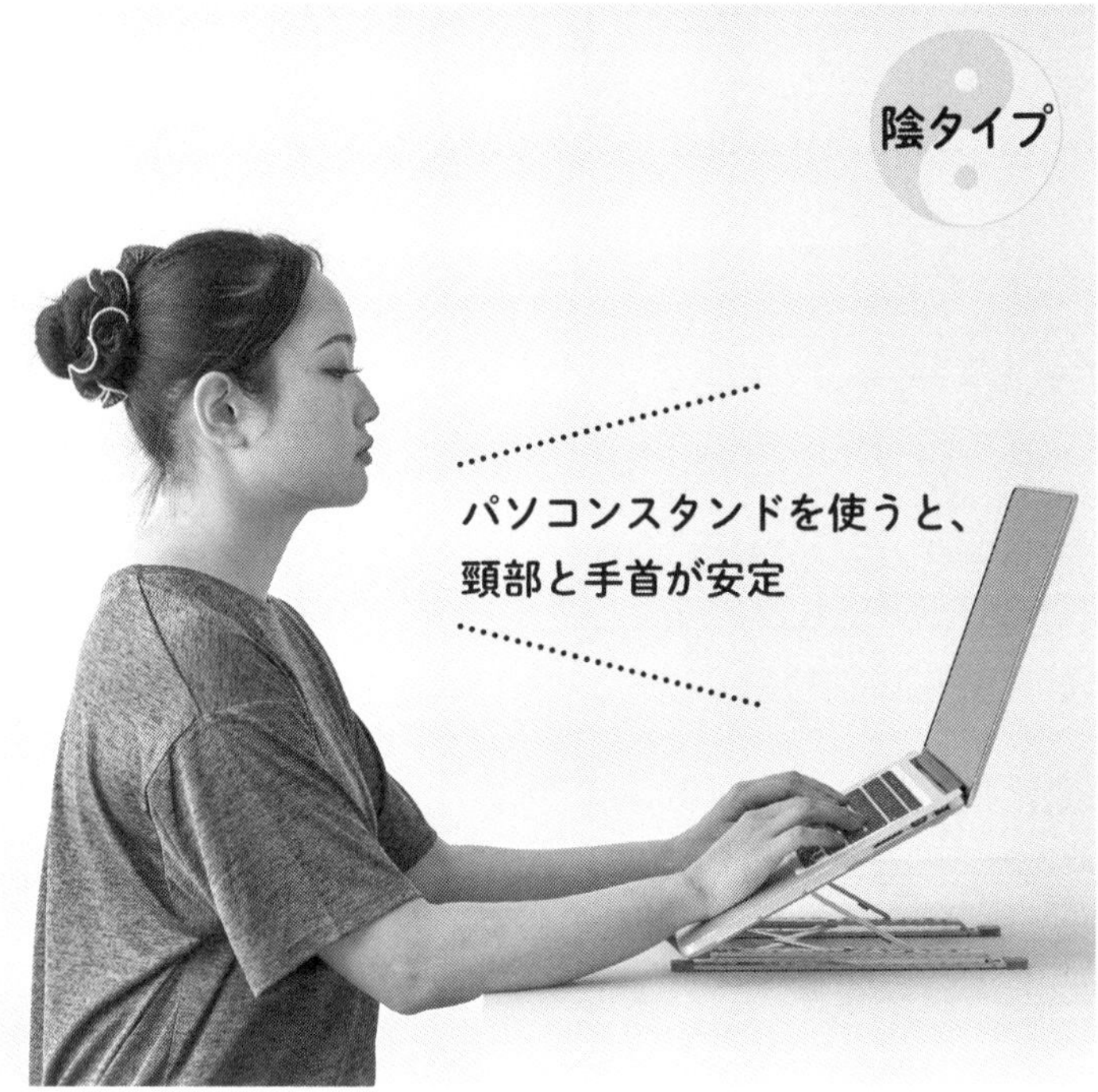
陰タイプ
パソコンスタンドを使うと、
頸部と手首が安定

【特徴】

●ノートパソコンの場合、モニターを見る際に視線が下がる。陰タイプは、顎を引くと気の流れが悪くなり、体勢的につらい。そこで、スタンドを使って視線を上げる人が多い。陰タイプの人は、モニターが高い位置にあるデスクトップのほうが相性がよい。

●スタンドを使うと、手首の手のひら側が伸び、後ろ側が縮む。そのため、キーボードを打つ手が安定し、作業効率が上がる。

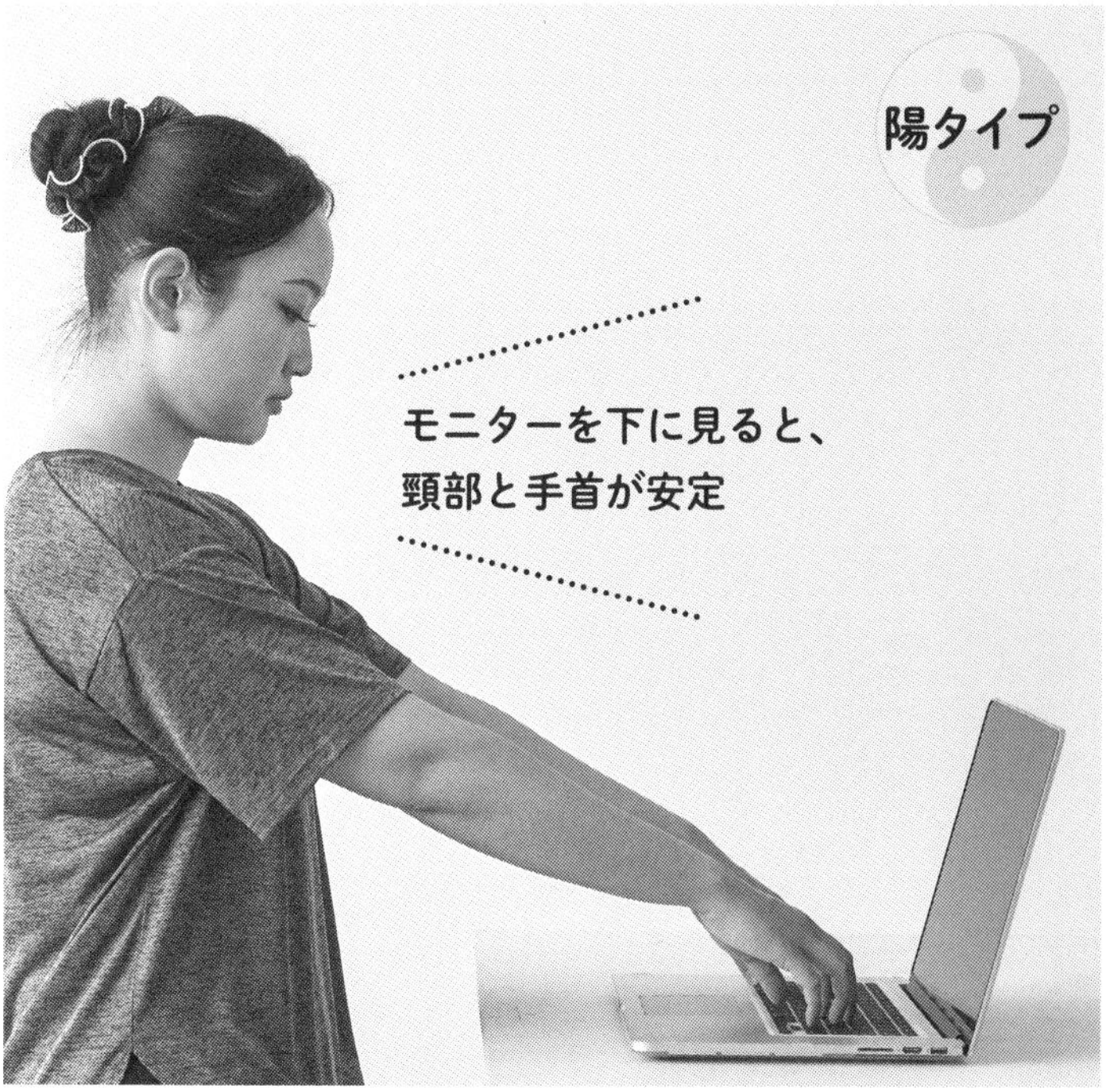
陽タイプ
モニターを下に見ると、
頸部と手首が安定

【特徴】

●陽タイプの人とノートパソコンの相性はよい。モニターが視線より低い位置にあるため、顎を引き、首の後ろを解放しながら使えて、疲れにくい。

●背筋を伸ばしていると、だんだん疲れてくる。背もたれに寄りかかるか、イスを高くしてパソコンを使うと手首も解放されて楽になり、作業効率も上がる。

【頸部】よい歌声が出やすい姿勢

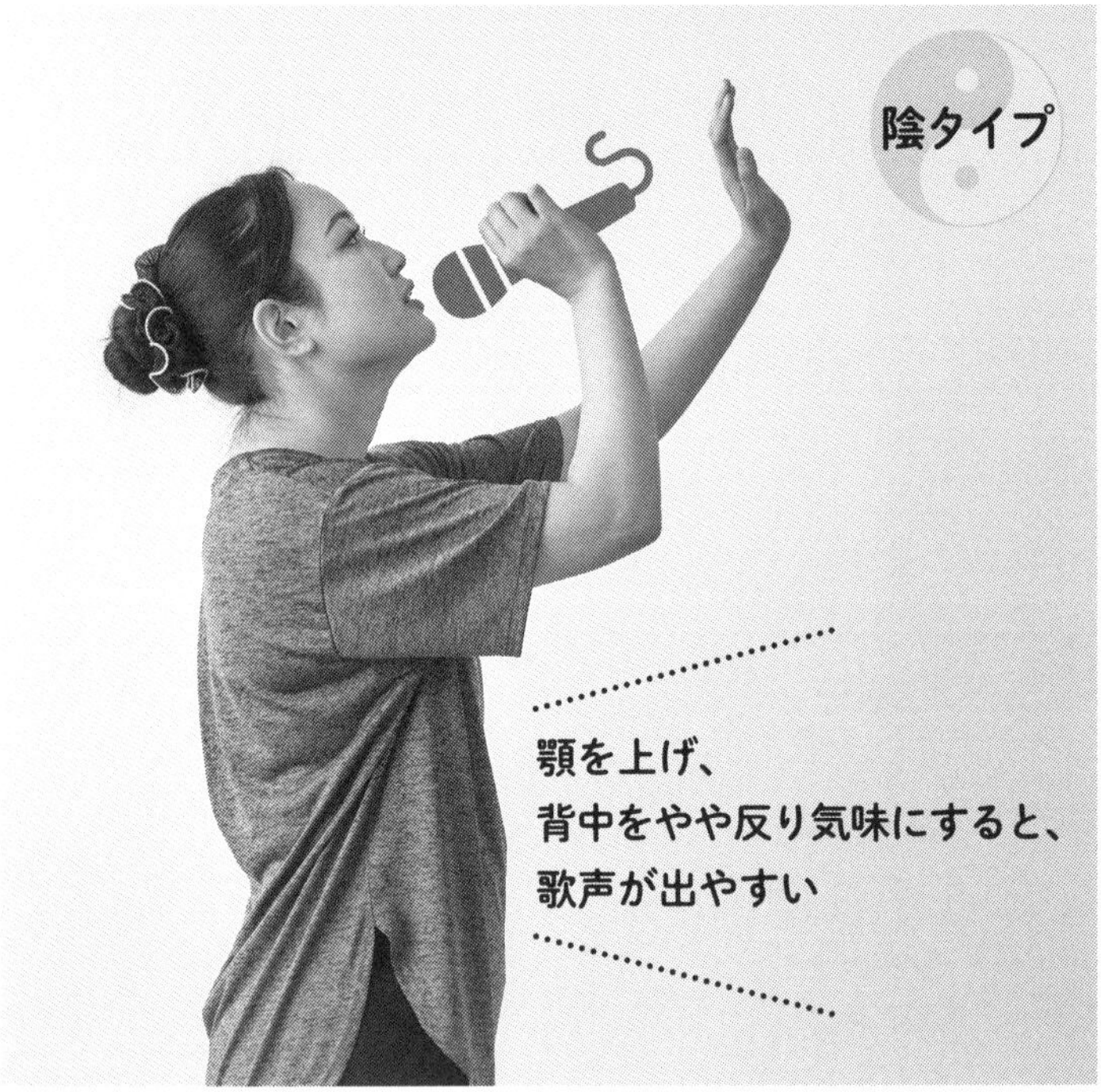
陰タイプ
顎を上げ、
背中をやや反り気味にすると、
歌声が出やすい

【特徴】

●陰タイプは頸部の前側を解放すると喉が開きやすい。そのため、声を張るときなど、自然と視線が上を向き、背中がやや反り気味になる。

●手首は手のひら側に陰経が流れている。手のひらを天に向けて手首を解放すると、体が安定して声が出やすくなる。

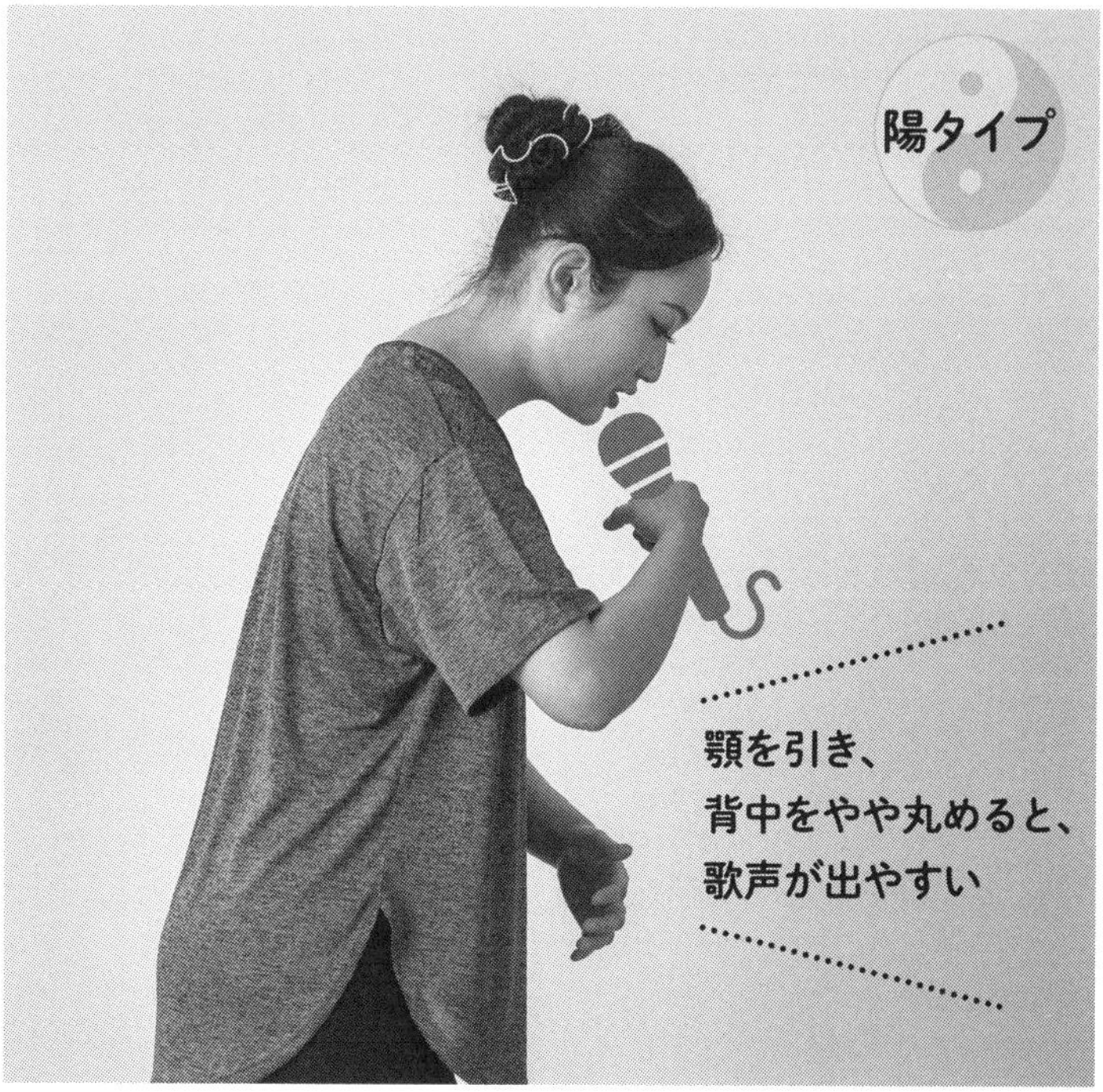
陽タイプ
顎を引き、
背中をやや丸めると、
歌声が出やすい

【特徴】

●陽タイプは首の後ろ側を解放すると喉が開く。そのため、声を張るときなど、顎を引き、背中がやや丸まる体勢になる。一見、声が出にくそうな体勢に見えるが、陽タイプはこの姿勢になると歌声が出やすい。

●手首は、手の甲側に陽経が流れている。そのため、手のひらをお腹に向け、手首の手の甲側を伸ばすと体が安定し、声が出やすくなる。

【頸部】シャワーの浴び方

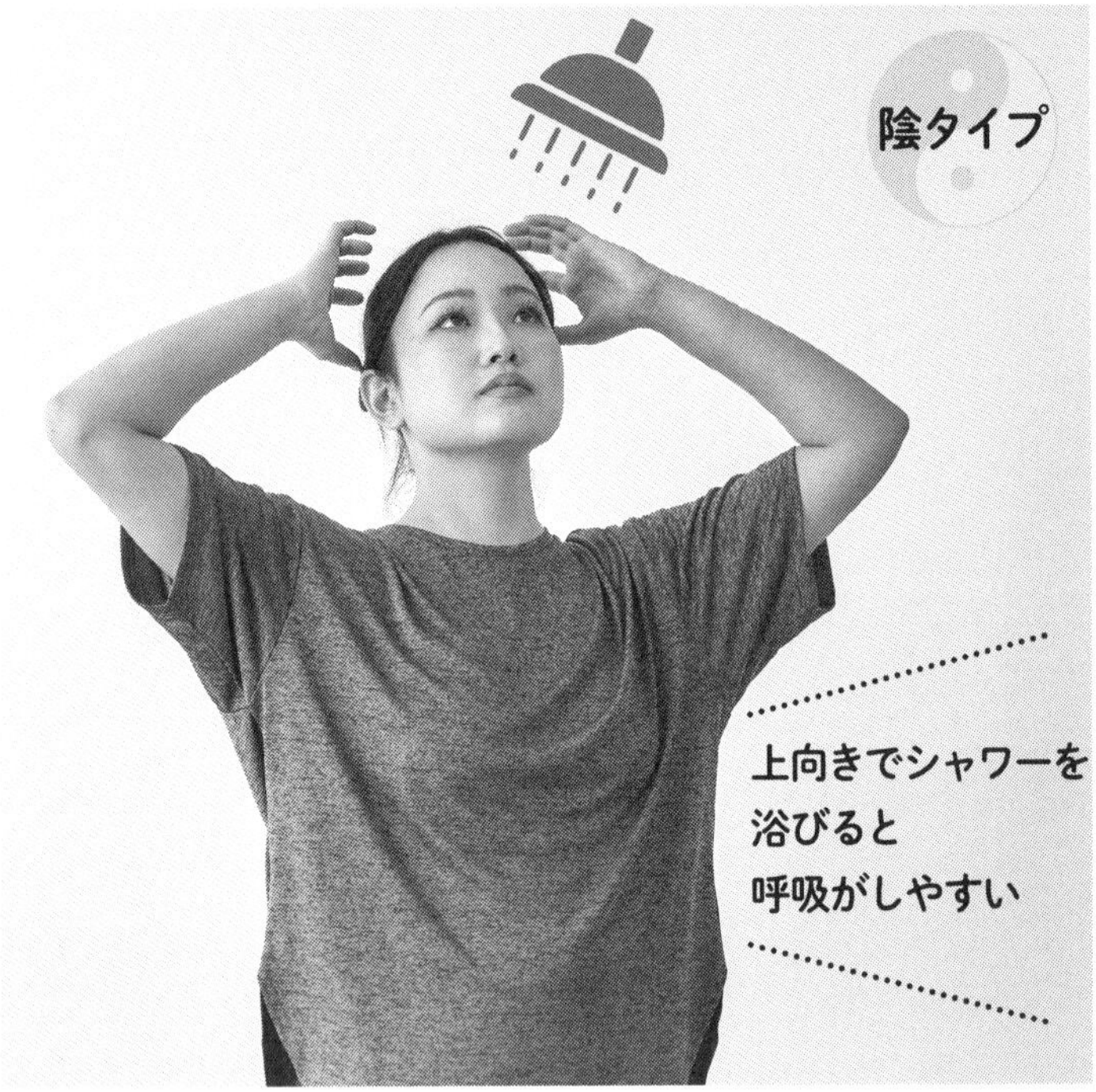
陰タイプ
上向きでシャワーを
浴びると
呼吸がしやすい

【特徴】

●シャワーを浴びるとき、顎を上げて、上のほうを自然と向いている。洗髪後にシャンプーを流すときにも、その体勢でシャワーを浴びるほうが楽に感じる。

●反対に、顎を引き、下を向いてシャワーを浴びていると、息苦しく感じる。

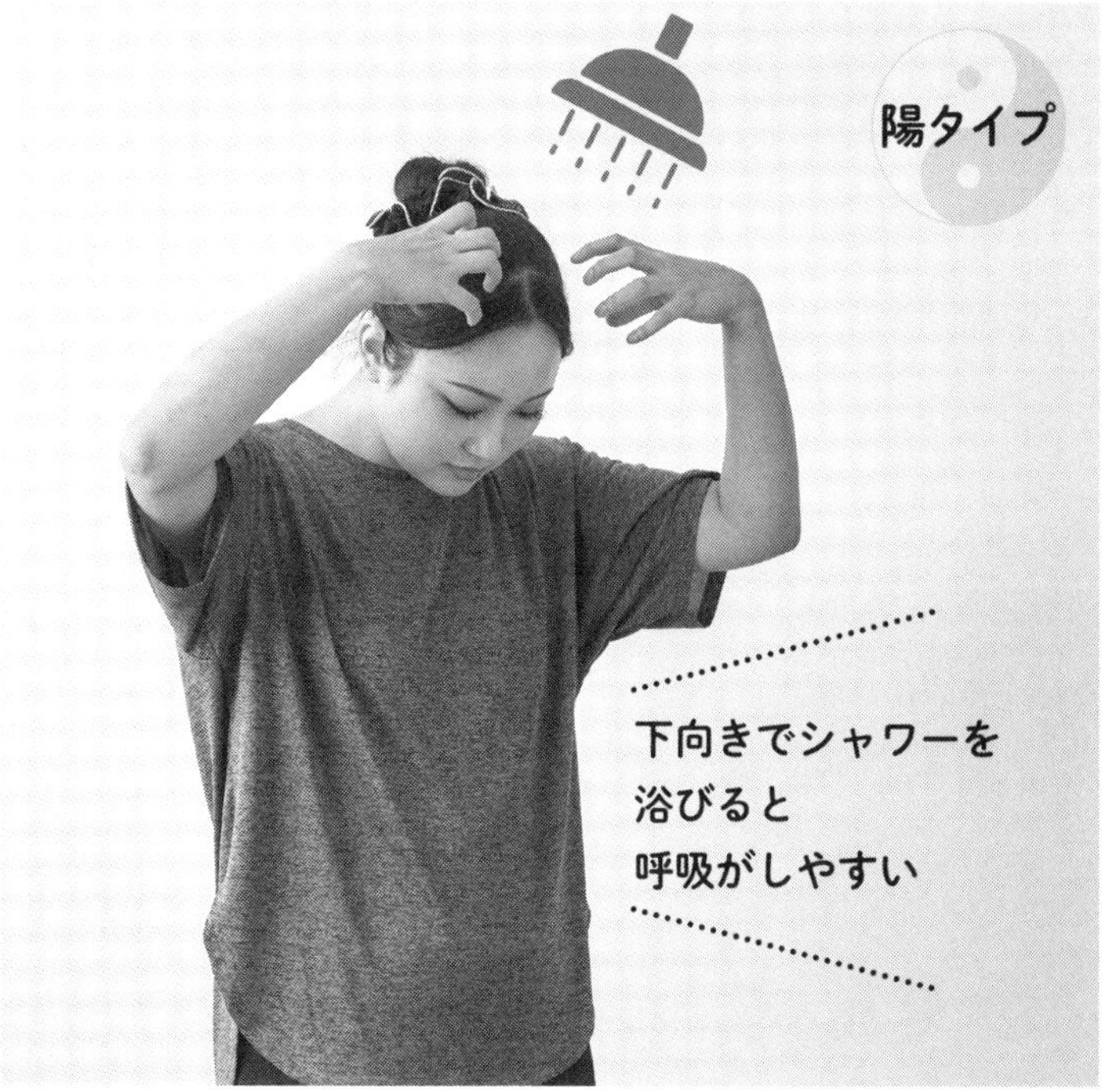
陽タイプ
下向きでシャワーを
浴びると
呼吸がしやすい

【特徴】

●シャワーを浴びるとき、顎を引き、下を向いて、後頭部からお湯を当てる。洗髪後にシャンプーを流すときにも、下向きで浴びるほうが楽に感じる。

●反対に、顎を上げ、上のほうを向いてシャワーを浴びると、息苦しく感じる。

【手首】逆上がり

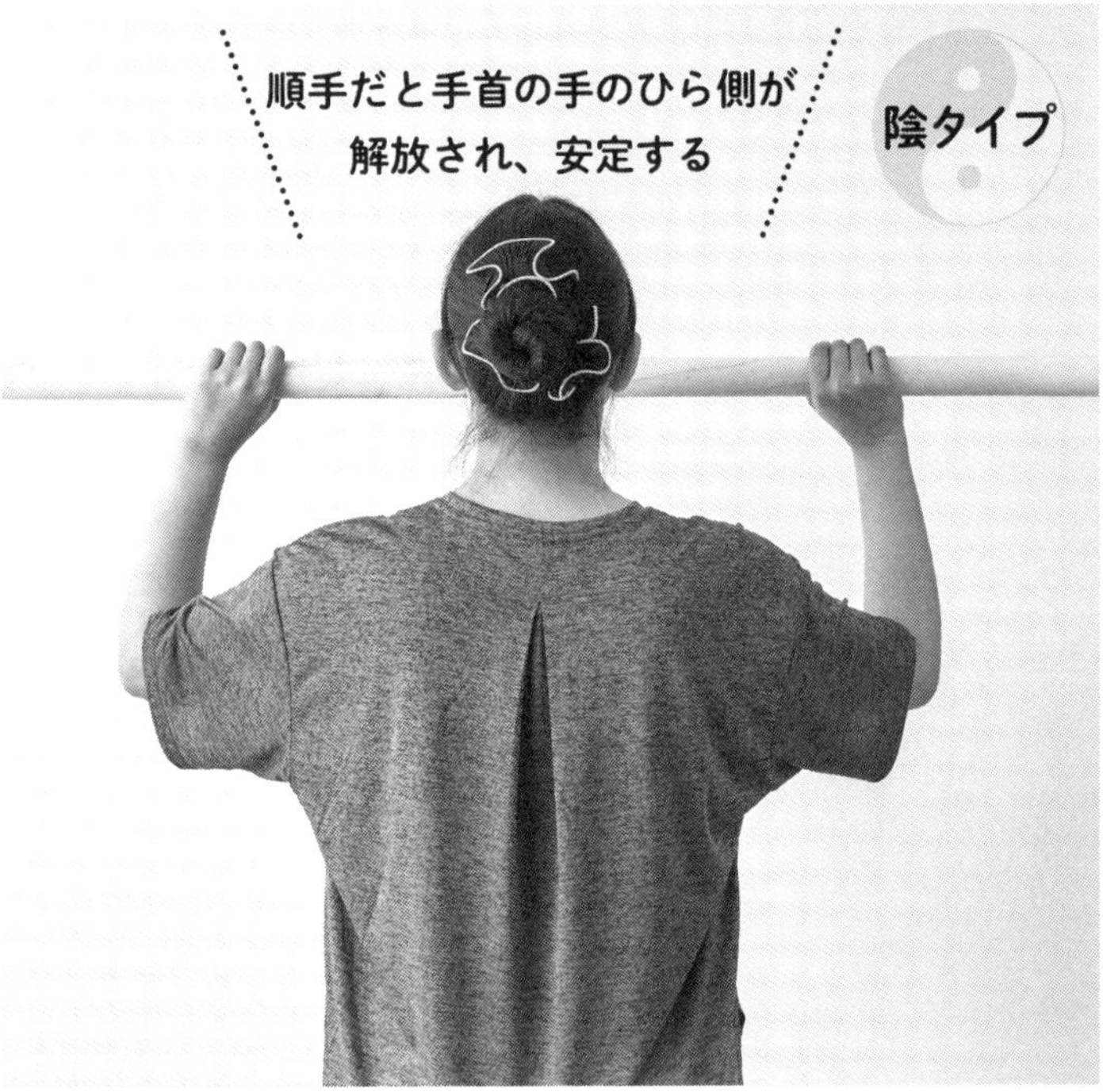

順手だと手首の手のひら側が
解放され、安定する
陰タイプ

【特徴】

●手首は手のひら側に陰経が流れている。よって、陰タイプは手のひら側を伸ばし、手の甲側を縮めると、手首が安定する。

●順手は、陰タイプの手首が安定する鉄棒のつかみ方。陰タイプの人は、順手でも逆上がりができる。また、懸垂も順手のほうがやりやすい。反対に、逆手で懸垂をくり返すと手首を痛める原因になりやすい。

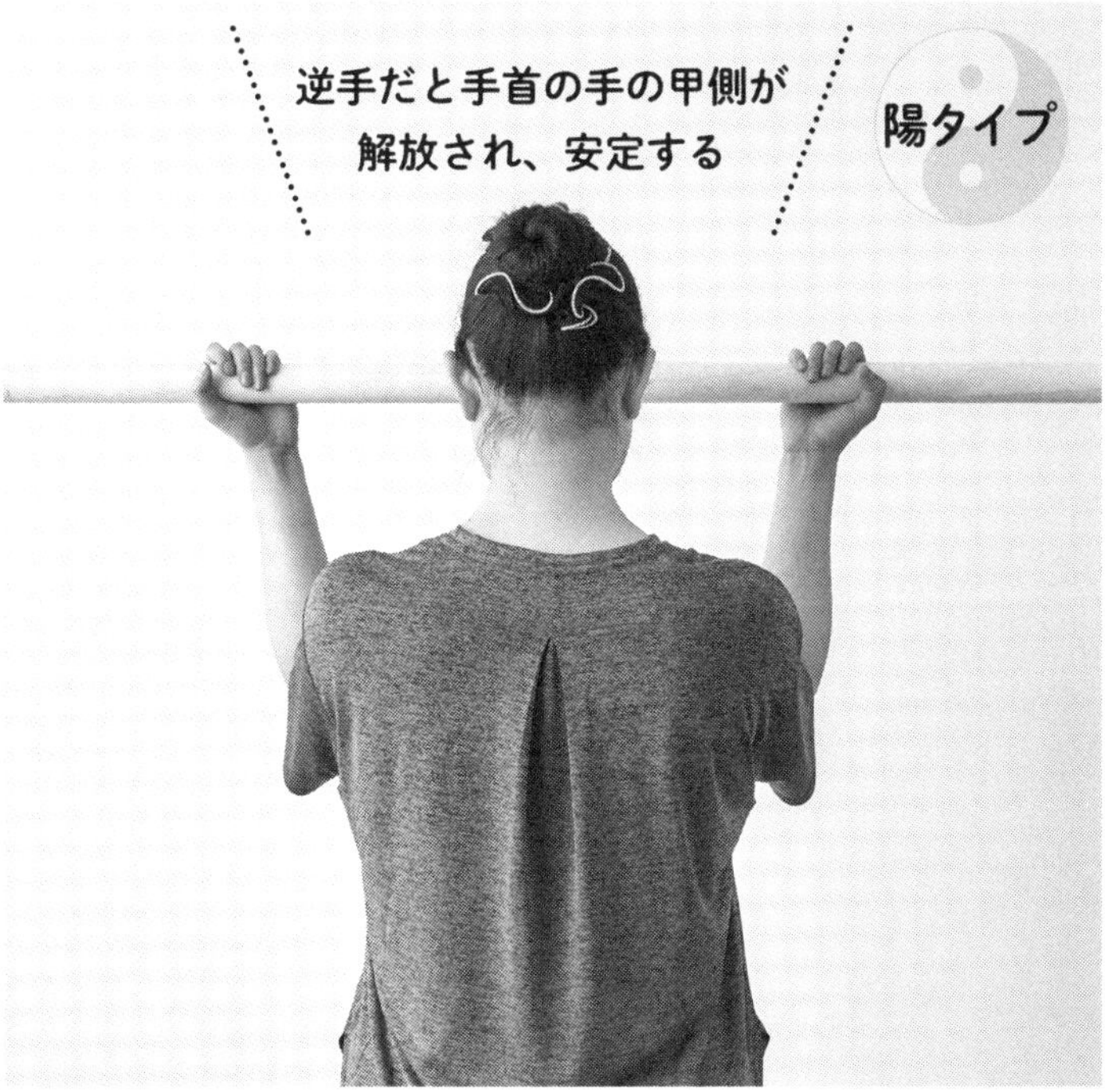
逆手だと手首の手の甲側が
解放され、安定する
陽タイプ

【特徴】

●手首は手の甲側に陽経が流れている。よって、陽タイプは手首の手の甲側を伸ばし、手のひら側を縮めると、手首が安定する。

●逆手は、陽タイプの手首が安定する鉄棒のつかみ方。陽タイプは、逆手でなければ逆上がりができない。また、懸垂も逆手のほうがやりやすい。反対に、順手で懸垂をくり返すと手首を痛める原因になりやすい。

【手首】カバンの持ち手の握り方

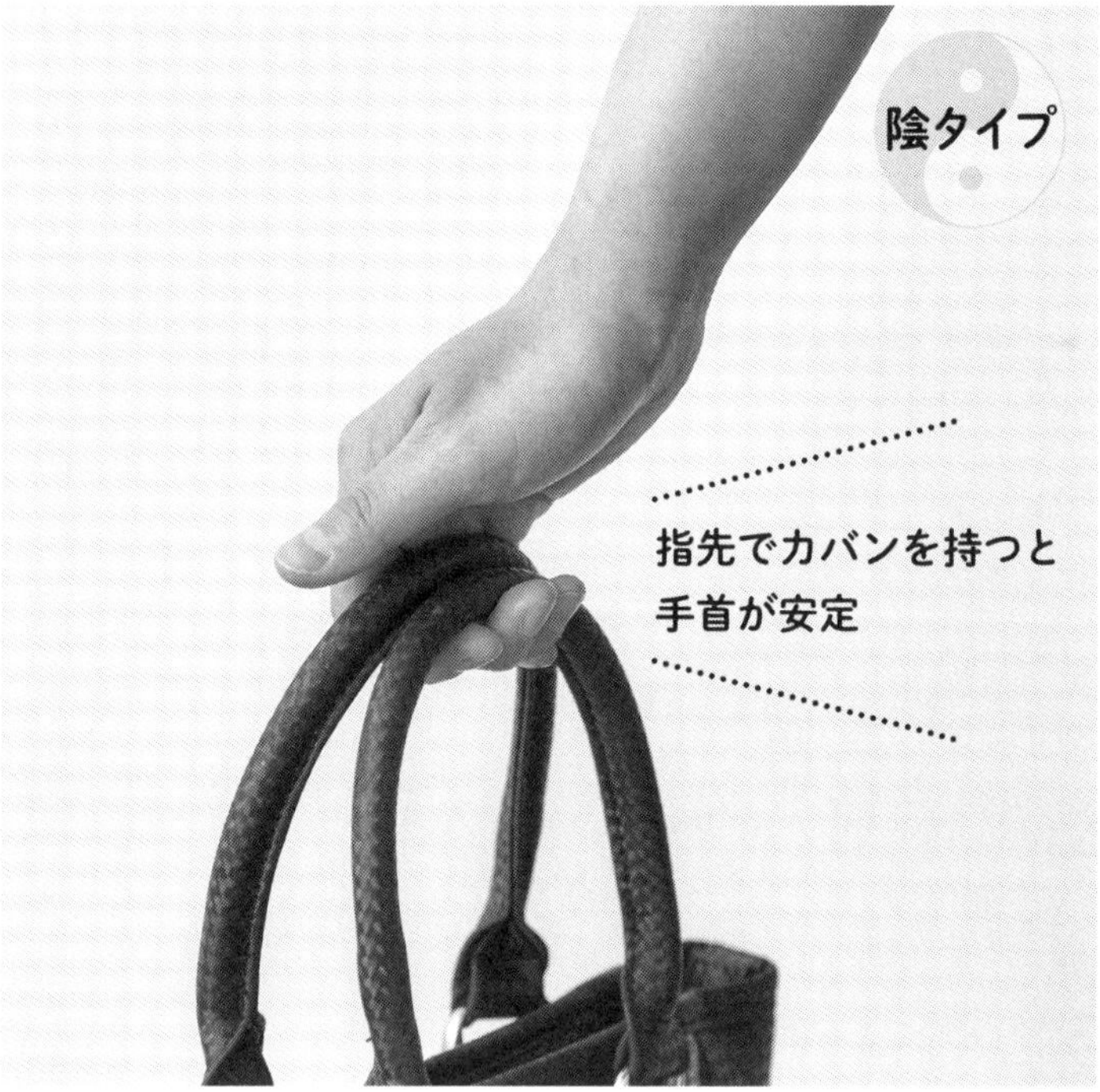

【特徴】

●手は、指先が陰、手のひらが陽。陰タイプの人は、カバンの持ち手を指先で握ることが多い。手のひら側が伸びるので体が安定し、重い物も持ちやすい。

●電車やバスのつり革も指先だけで握ることが多い。

●陰タイプの人は手のひらをあまり使わないので、のっぺりとして薄い人が多い（筋トレなどを熱心に行っている人は別）。

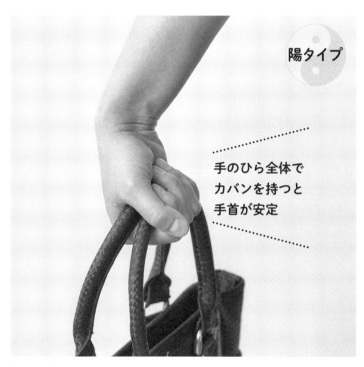

【特徴】

●手は、手のひらが陽。陽タイプの人は、カバンの持ち手を手のひら全体で握る人が多い。手首は手の甲側が伸びるので体が安定し、重い物も持ちやすい。

●電車やバスのつり革も手のひら全体を使って握ることが多い。

●陽タイプの人は、手のひらをよく使うので、厚く発達している人が多い。

【手首】車のハンドルの握り方

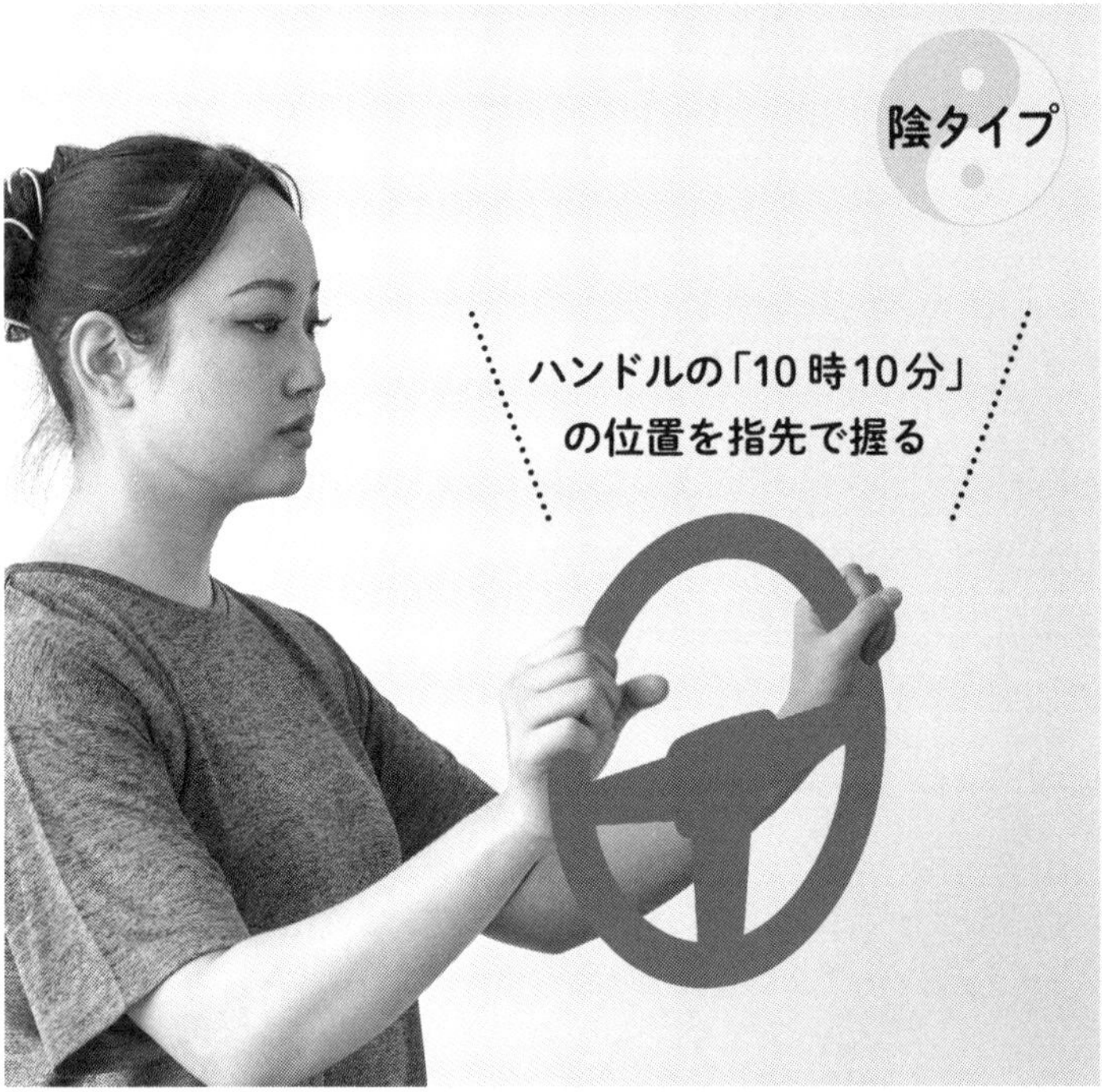
陰タイプ
ハンドルの「10時10分」
の位置を指先で握る

【特徴】

●手は指先が陰。運転時には、指先でハンドルを握るような形になりやすい。

●ハンドルはだいたい「10時10分」の位置で握っている。陰タイプは肘がウィークポイントであるため、肘が体の外にはみ出さないよう、脇をしめて運転。

●顎を上げた姿勢が楽なので、座席を低めに設定。座席は垂直に近いほうが楽。

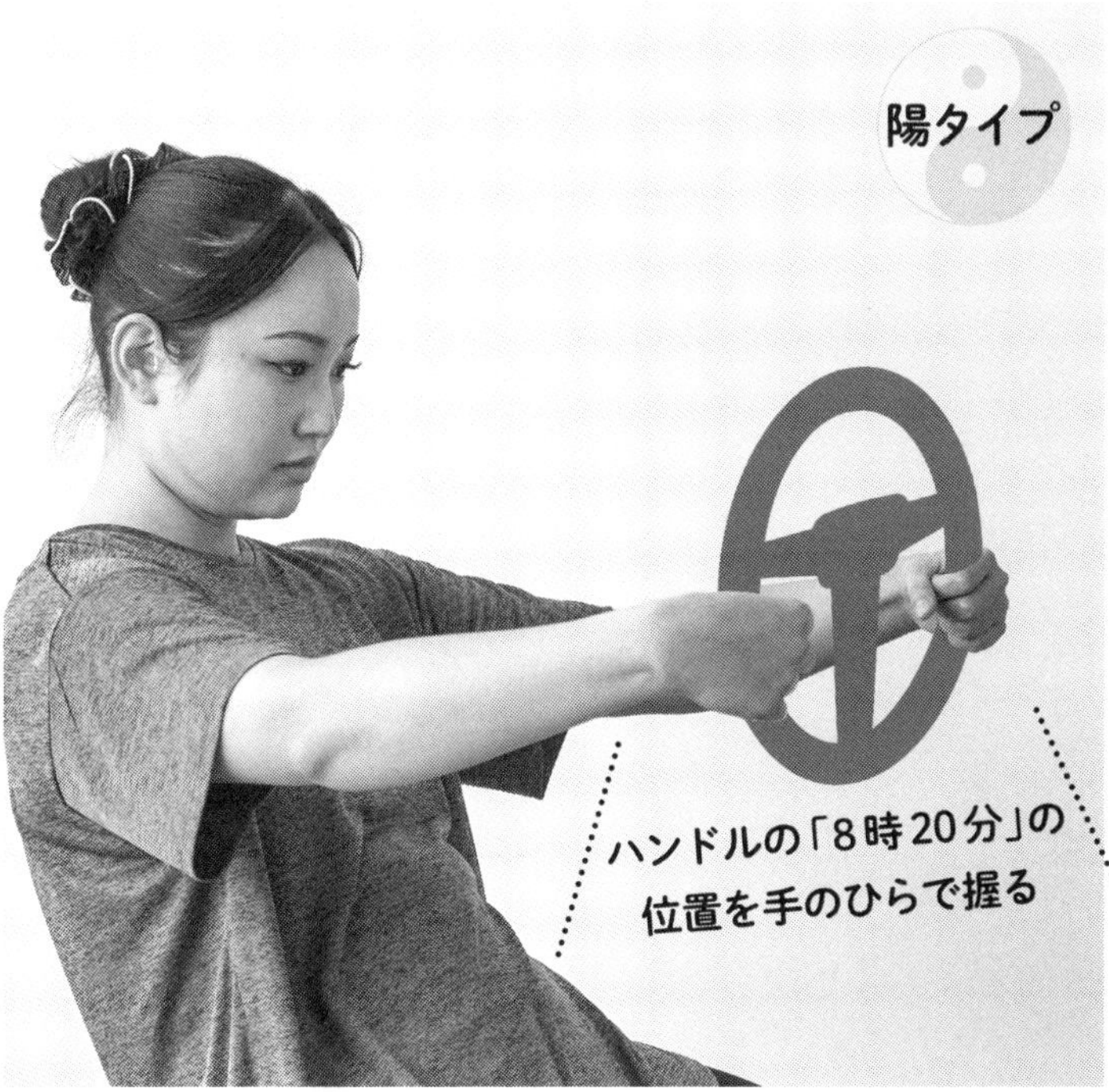
陽タイプ
ハンドルの「8時20分」の
位置を手のひらで握る

【特徴】

●手全体でハンドルを握る。手のひらだけをハンドルに当てて運転することも。

●リラックス時、ハンドルを「８時20分」の位置で握っている。また、片手でハンドルを握り、反対側の肘はアームレストに置いていることも。

●顎は引いたほうが楽なので、座席は高めで、倒し気味に設定。背中を丸めるか、背もたれに寄りかかる。

【手首】鉛筆の持ち方

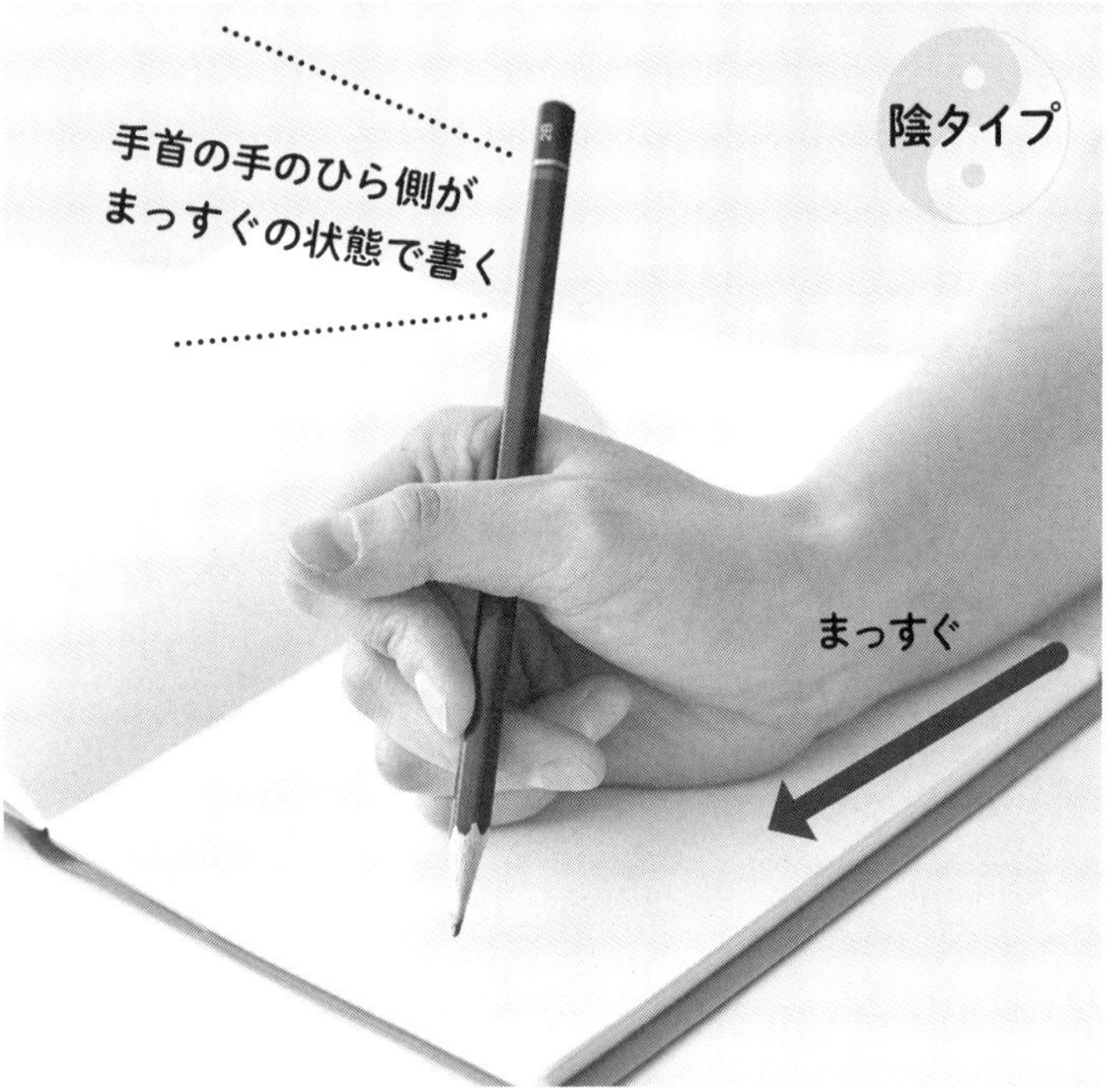

【特徴】

●手首の手のひら側がまっすぐになるように鉛筆を持つ。鉛筆は自分のほうにやや倒れている。

●一般的に「正しい」とされる鉛筆の持ち方で、幼い頃から注意されたことはない。気づいたら自然と鉛筆を持てていた。

●習字では筆を立てて持つよう指導されるため、陰である手首の手のひら側が縮む。そのため、「習字の授業は疲れる」と感じていた。

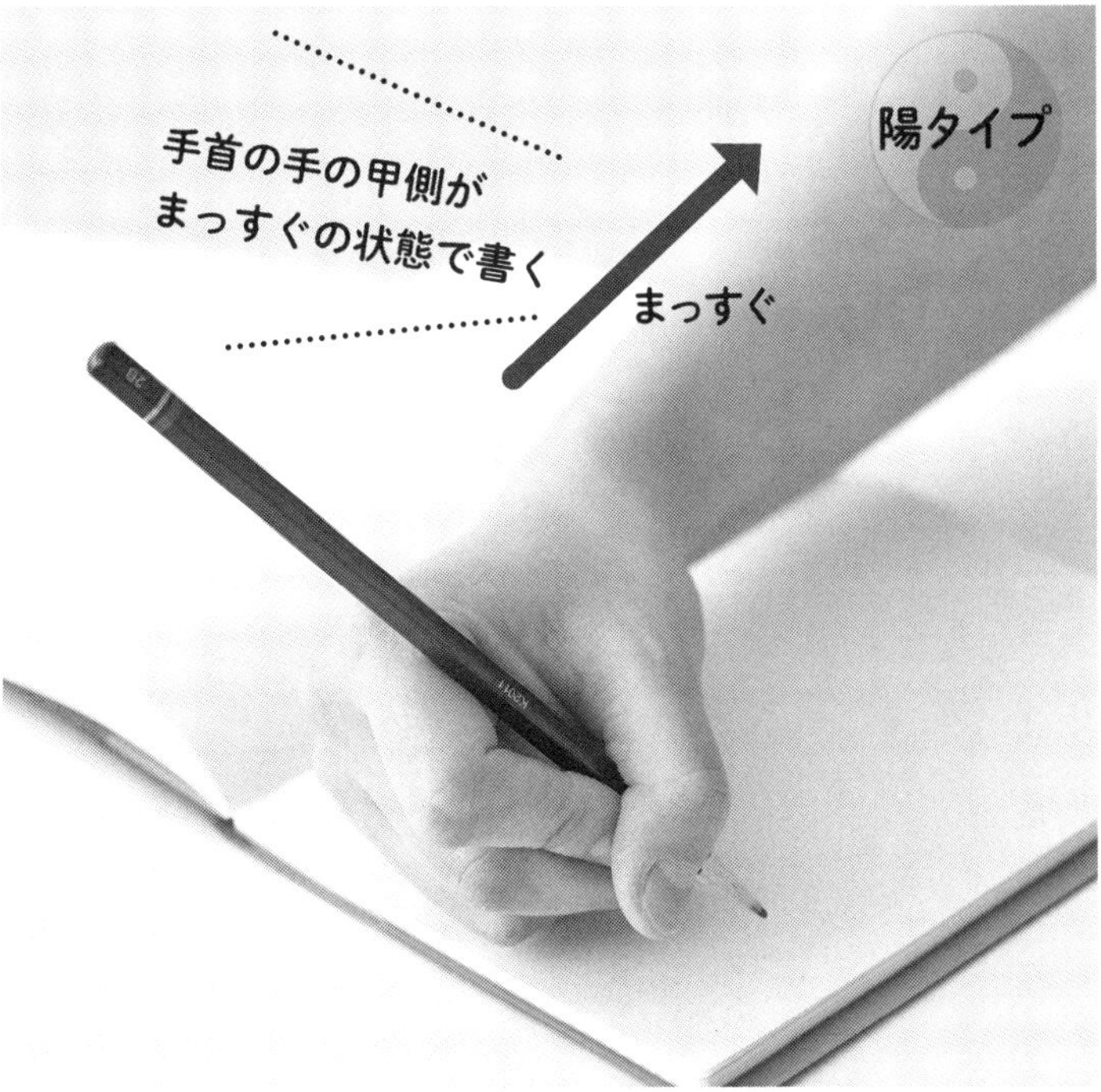

【特徴】

●手首の手の甲側がまっすぐになるように鉛筆を持つのが、本来は楽。一般的な「正しい持ち方」ではなく、幼い頃によく注意された。

●「正しい持ち方」は手首が疲れる。よく手首や親指のつけ根が痛くなる。腱鞘炎（けんしょうえん）になったことも。

●習字での筆は立てて持つため、手首の手の甲側が伸びる。そのため、習字では筆の持ち方をほめられた。

【手首】スマートフォンの持ち方

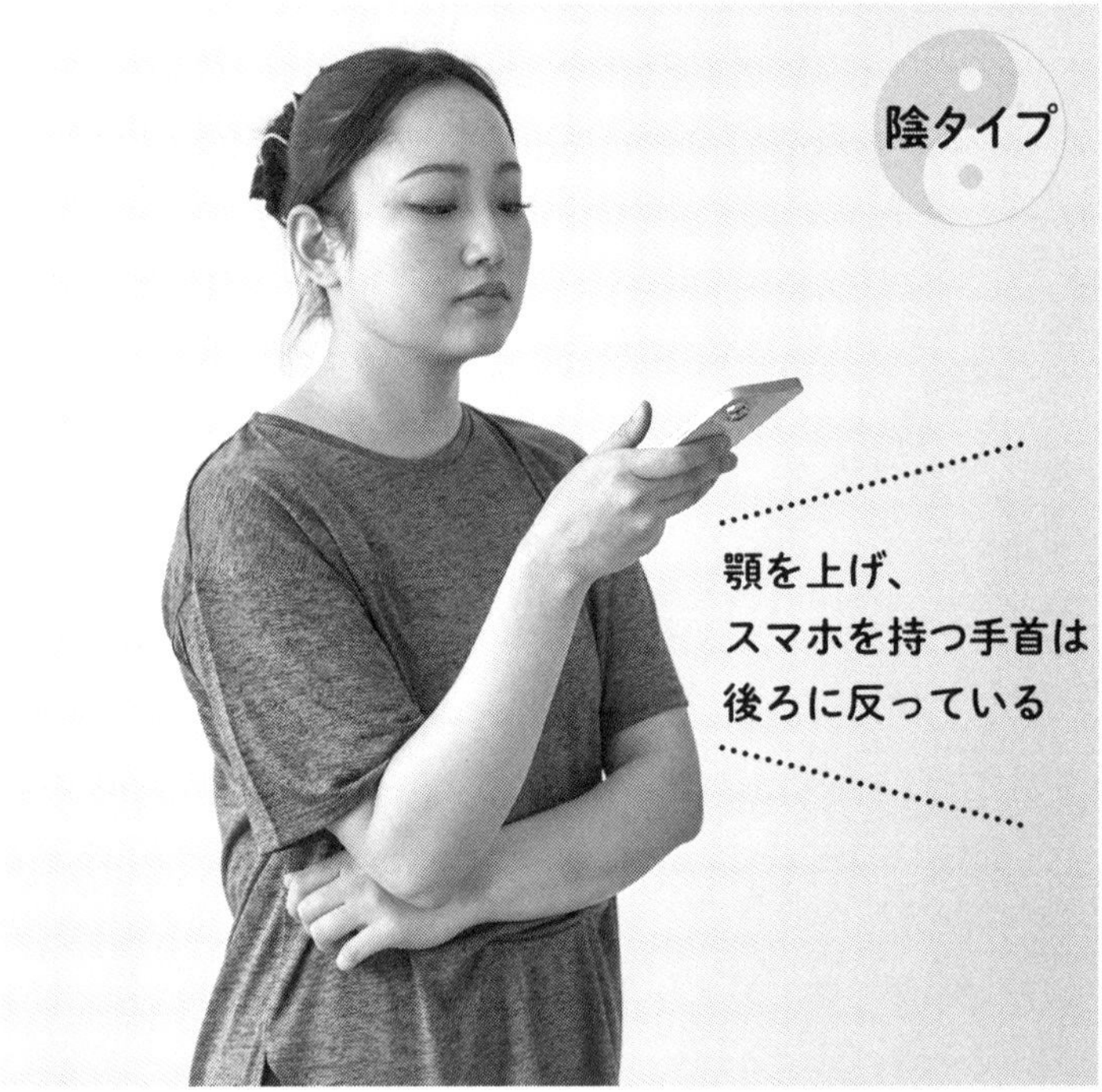
陰タイプ
顎を上げ、
スマホを持つ手首は
後ろに反っている

【特徴】

●陰タイプは、顎を少し上げていると呼吸が楽。その視線の先にスマホを持っていくために、わきをしめ、手首の手のひら側を真っすぐに安定させる。

●スマホを持った腕を安定させるため、肘を反対側の手で支えている。

●スマホを持つときも姿勢が自然とよくなり、スマホ首にもなりにくい。

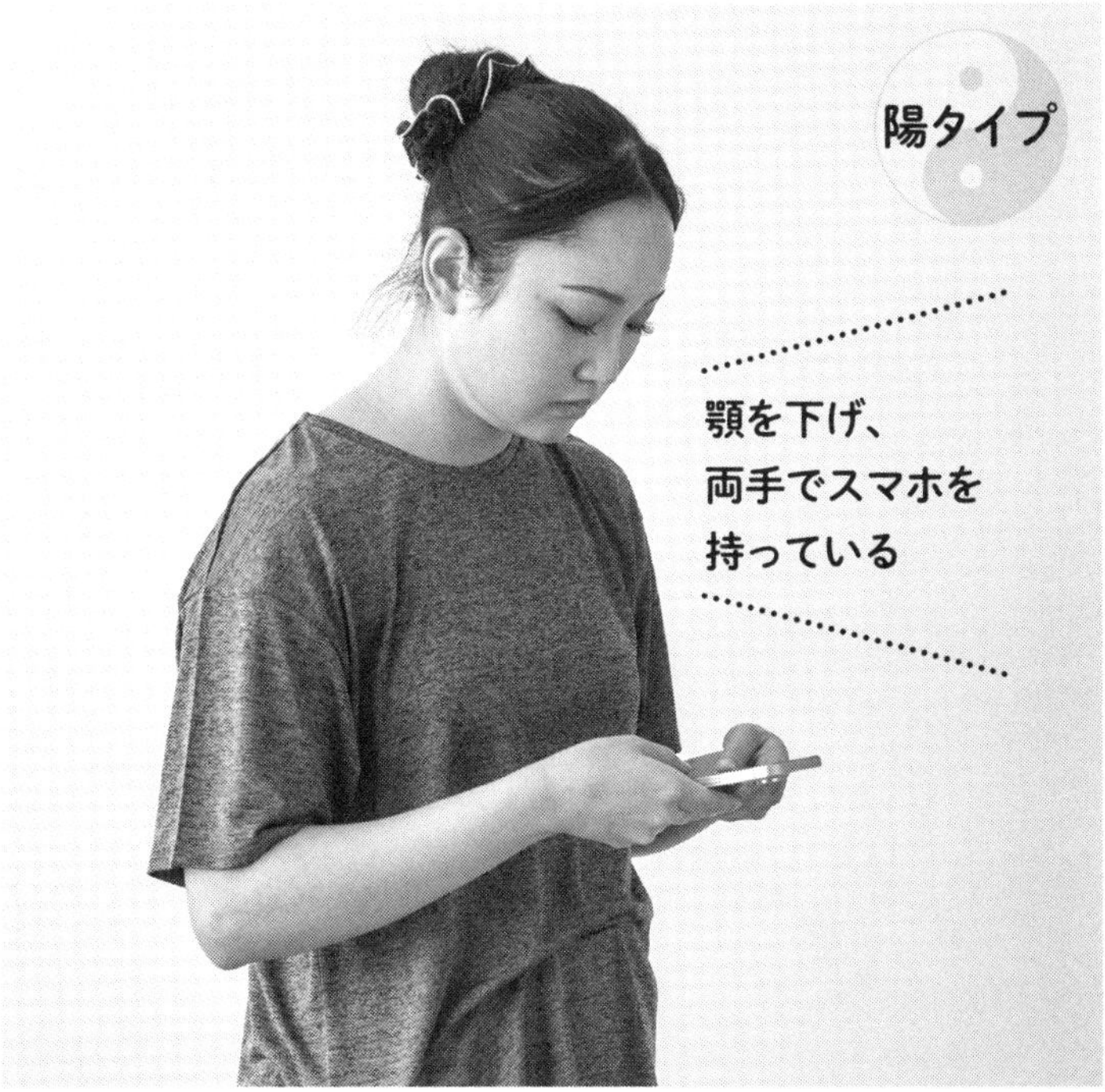
陽タイプ
顎を下げ、
両手でスマホを
持っている

【特徴】

●陽タイプは、顎を引くと呼吸が楽。その視線の先にスマホを持っていこうとすると、猫背になり、両手でスマホを支えるようなスタイルに。このとき、手首は手の甲側がまっすぐに伸びていることが多い。

●陽タイプの人は、スマホを長時間使っていると肩こりを起こしやすく、スマホ首にもなりやすい。

【足首】片足ケンケン

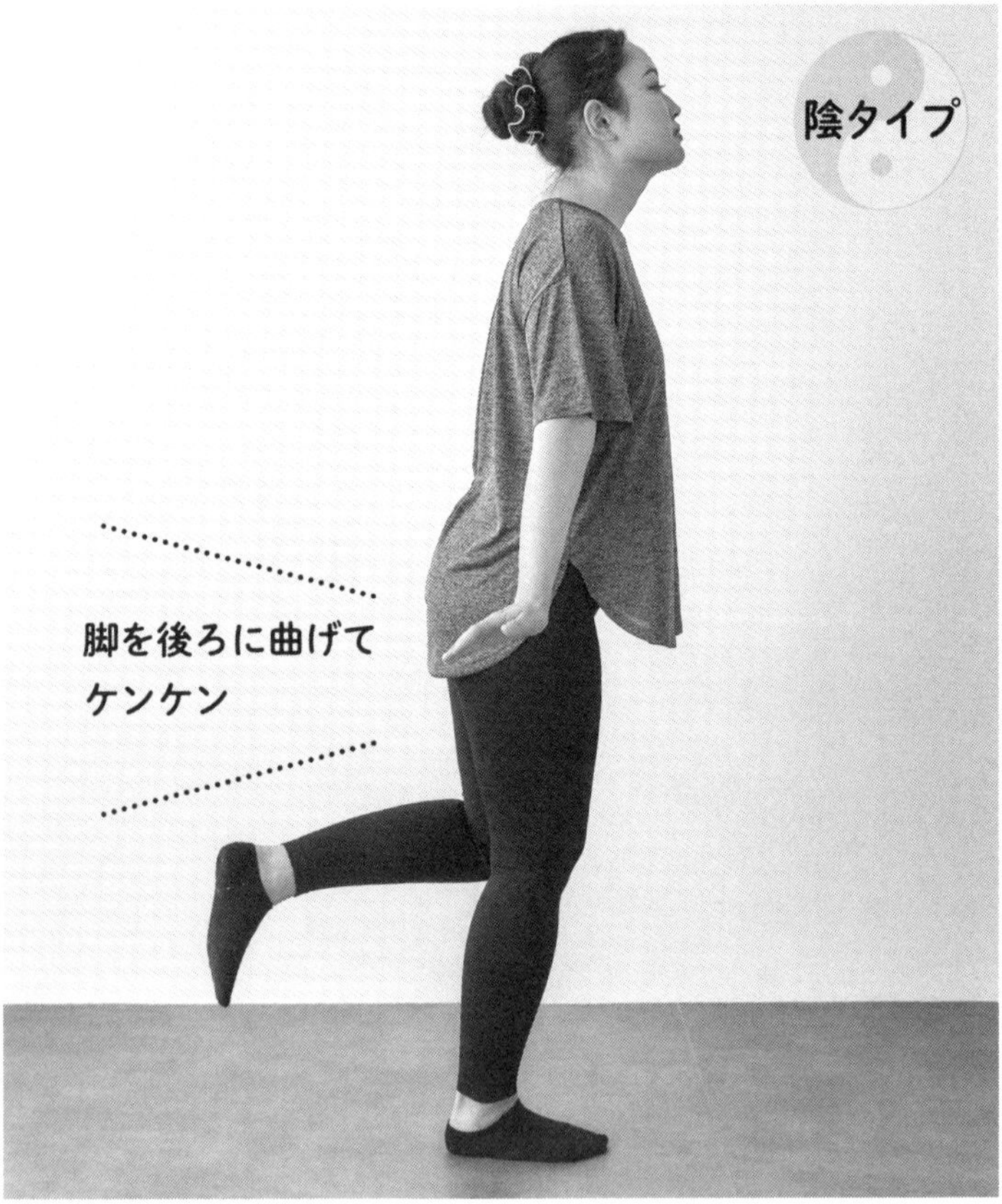

【特徴】

●片足ケンケンや片足立ちをすると、人の体は不安定になるが、陰タイプは脚を後ろに曲げると安定する。脚を後ろに曲げると、足首が自然と伸びるからだ。

●「片足ケンケン（片足立ちでも）をしてください」といわれると、陰タイプは自然と脚を後ろ側に曲げる。

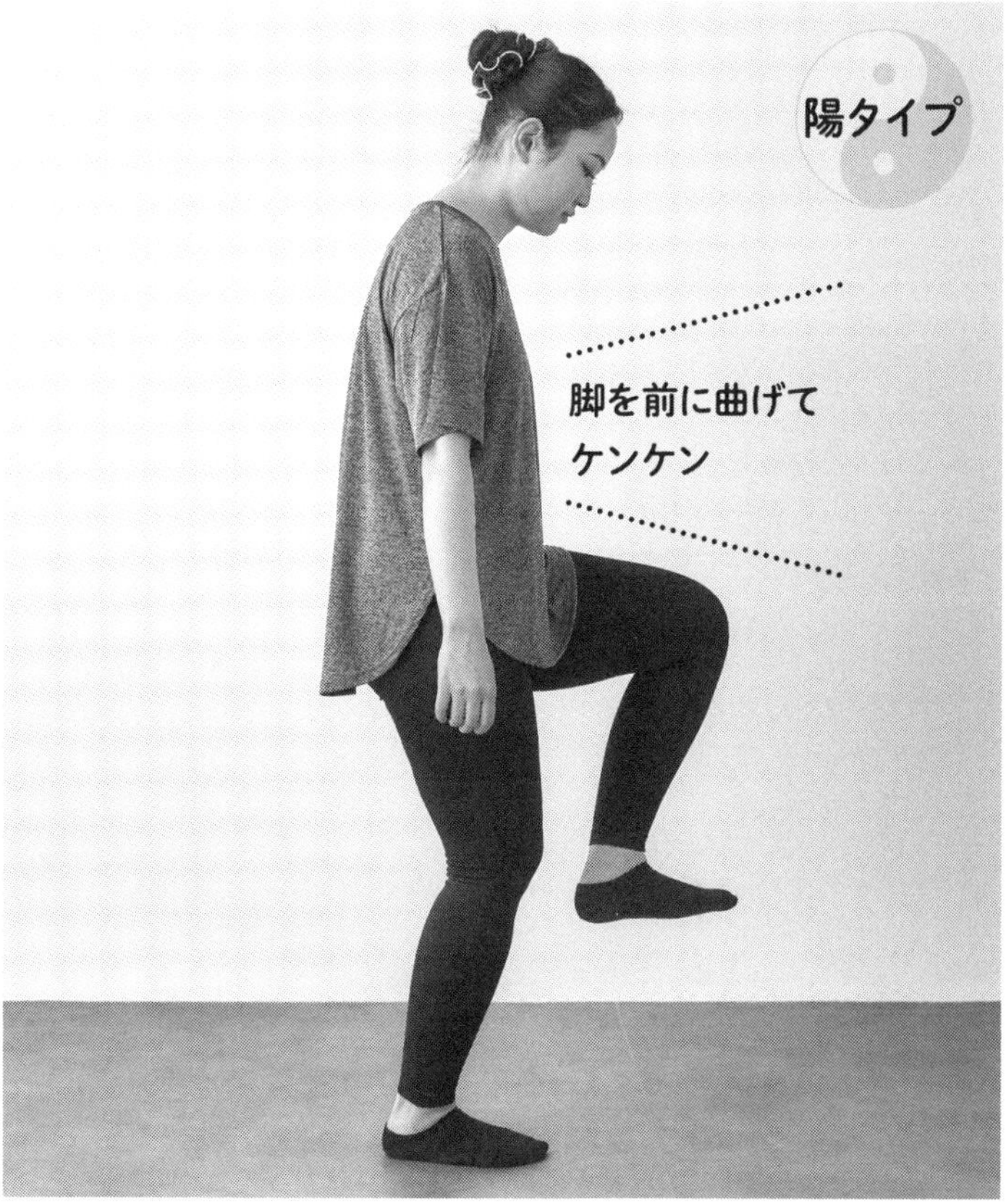

【特徴】

●片足ケンケンや片足立ちをするとき、陽タイプは脚を前に曲げると安定する。脚を前に曲げると、足首が自然と曲がり、足首の後ろ側が解放されるからだ。

●「片足ケンケン（片足立ちでも）をしてください」といわれると、陽タイプは自然と脚を前に曲げる。

【足首】ヒールのある靴

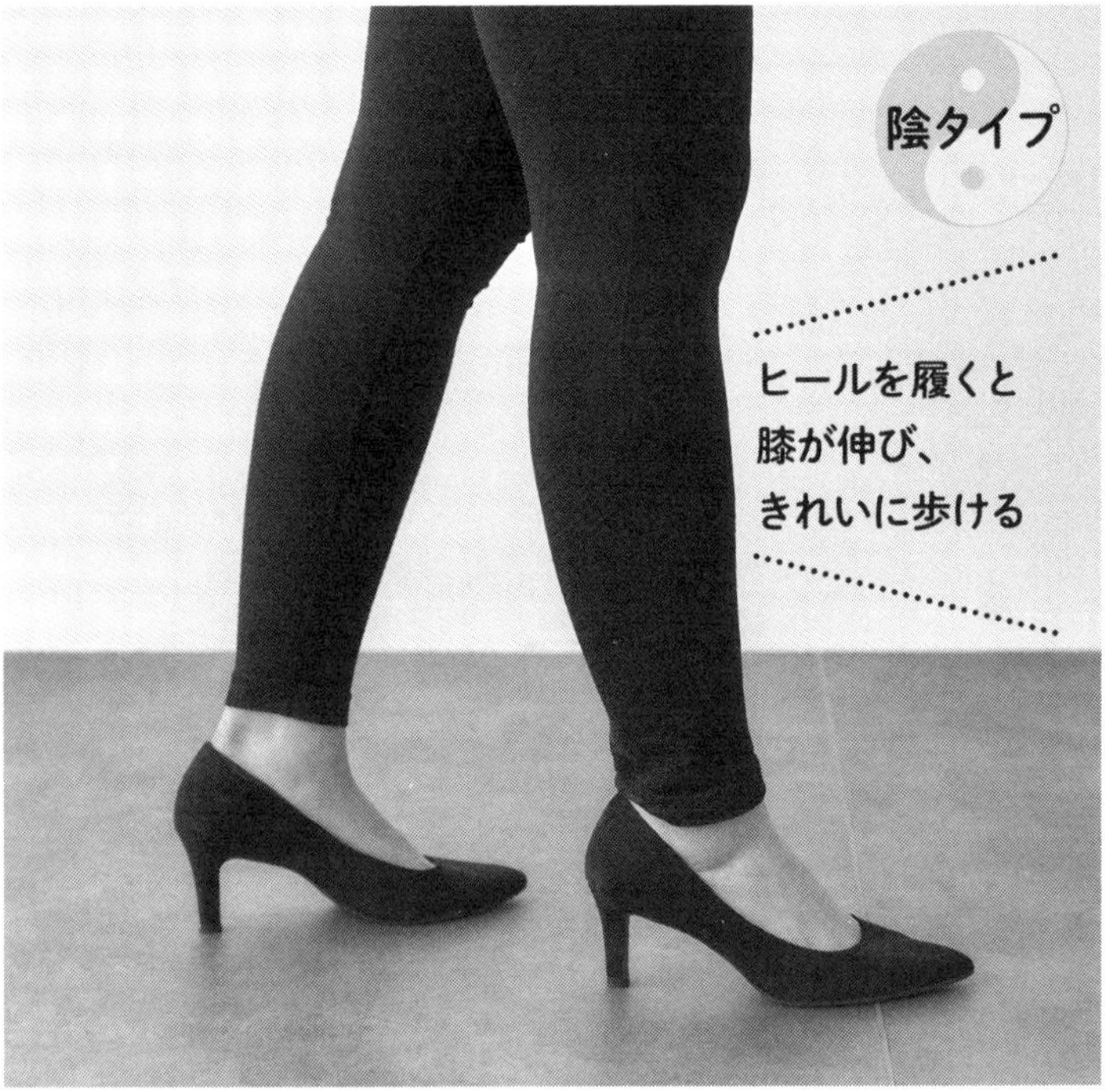
陰タイプ
ヒールを履くと
膝が伸び、
きれいに歩ける

【特徴】

●つま先重心の陰タイプの人は、ヒールのある靴を履くと膝が伸び、颯爽ときれいに歩ける。

●ヒールを履くと足首の前側が伸びて解放されるので、足首も安定。

●陰タイプは幅が狭く甲の低い靴が足にあう人が多い。

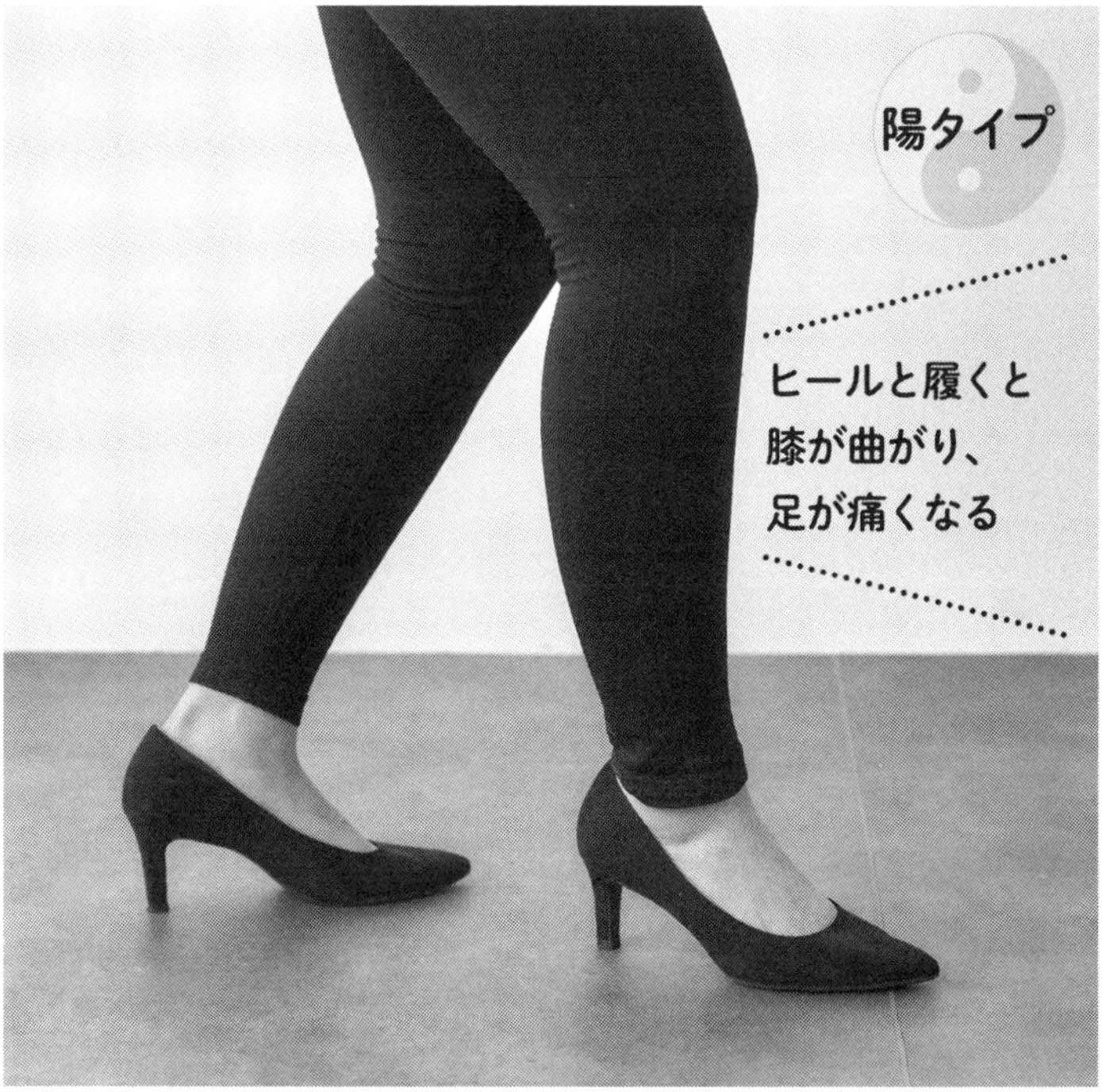
陽タイプ
ヒールと履くと
膝が曲がり、
足が痛くなる

【特徴】

●かかと重心の陽タイプの人は、ヒールのある靴を履くと膝を曲げてバランスをとるため歩きにくく、がに股にも見えやすい。

●ヒールを履くと足首の後ろ側が不安定になり、足首をひねりやすい。捻挫に注意。また、つま先にも負担がかかり、痛くなる。

●陽タイプは幅が広く甲の高い靴が足にあう人が多い。

【足首】ゴルフの構え方

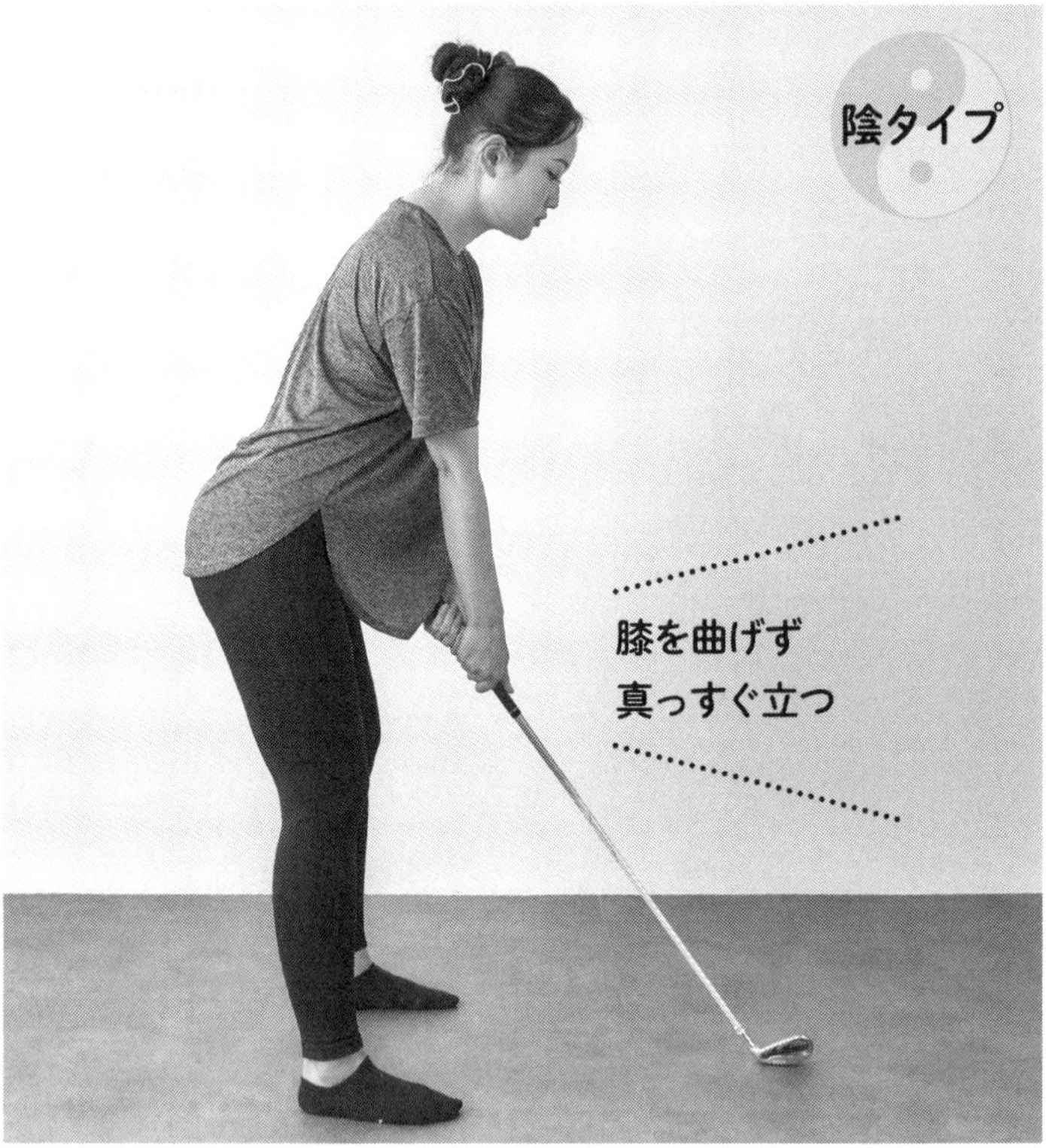

【特徴】

●ゴルフで構えるときは､膝を曲げずにまっすぐ立つ。膝は陰タイプのウィークポイントであるため、あまり曲げたくない。

●スイングの際には、前傾した背中をやや反らして、顎を軽く上げてクラブを振る。

●ゴルフはヨーロッパ発祥とされ、プロゴルファーも陰タイプが多い。陰タイプの人が陽タイプのコーチに習うと、なかなかうまく打てない。

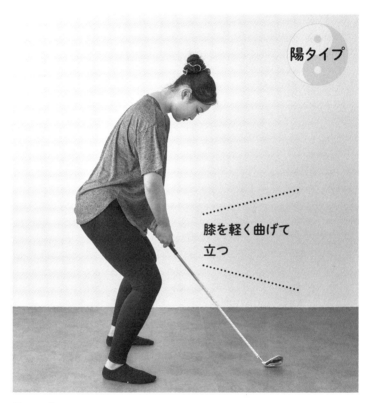

【特徴】

●構えるときには、膝を軽く曲げて立つ。

●スイングの際には、軽く前傾した背中を、やや丸め気味にして、クラブを振る。

●ゴルフのコーチやプロゴルファーは陰タイプが多い。その指導通りに膝を曲げずに構え、背中を反り気味にスイングすると、陽タイプは腰を痛めやすい。

【足首】スクワット

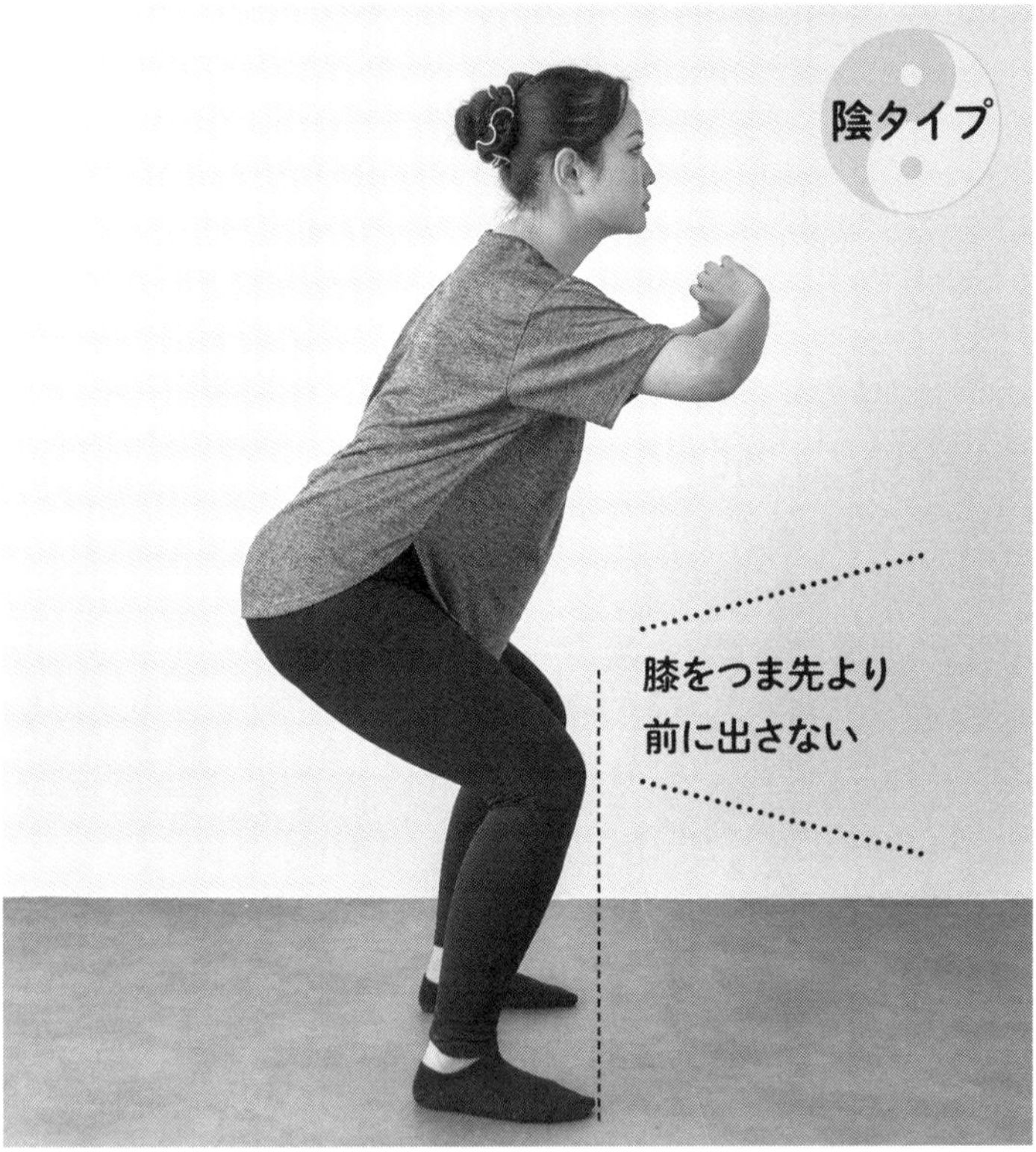

【特徴】

●スクワットは「膝をつま先より前に出さない」「膝はできるだけ直角に」「お尻を後ろに引く」「背筋はまっすぐに」というフォームが「正しい」とされている。陰タイプの人は、このフォームでスクワットをすると、膝を痛めることなく、筋トレができる。

●ポイントは、膝をつま先より前に出さないこと。顎をやや上げると呼吸もしやすくなって、なおよい。

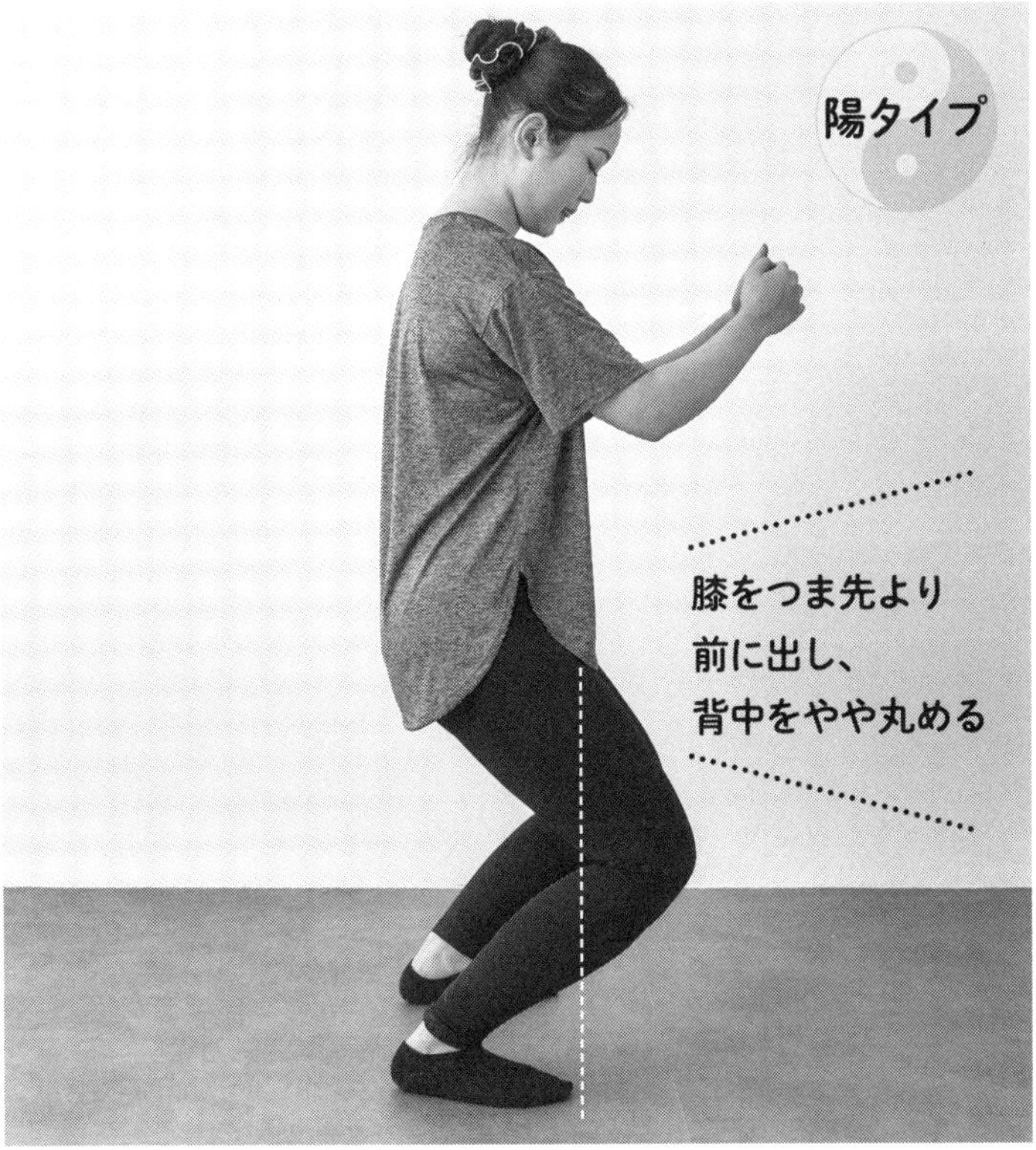
陽タイプ
膝をつま先より
前に出し、
背中をやや丸める

【特徴】

●現在、「正しい」といわれているスクワットの方法は、陰タイプの人のもの。陽タイプの人には腰や膝を痛める原因になりやすい。

●陽タイプの人がスクワットをするポイントは、「膝をつま先よりやや前に出す」「かかとで重心をとる」「背中を丸める」「顎を引き、頭を下げる」。このフォームで行うと、足首と頸部の後ろ側が解放されて体が安定し、腰や膝を痛めずに筋トレができる。

「陰陽バランス」は医療界を変える発見になる可能性大

美容整形外科医　山田真里江

外科医の仕事は、手先の器用さが非常に重要となります。

以前、後輩医師に縫合の指導をしていて、なかなか上達しないため困ったことがあります。反対に、教えたことをすんなりと習得できる人もいる。この違いは、どこにあるのだろうと感じた経験が何度かありました。

縫合針は湾曲していて奥から手前に引いて、手術の傷を縫っていきます。「引く」とはつまり、後藤先生の理論で考えると陽タイプの人が得意とし、陰タイプの人は苦手とする動作です。この話を後藤先生からお聞きしたとき、「縫合が苦手だったあの後輩医師は、陰タイプだったのだ」とやっと理解ができました。

また、以前に勤務していた大学病院では消化器外科を専門としていた時期があり、大腸がんや胃がんの手術も多く行っていました。現在、大腸がんや胃がんの手術では、内視鏡を用いることが多くなっています。内視鏡手術では、操作部をつかむように持ち、その操作部にあるボタンを細かく動かしながら体内にある患部の治療を行っていきます。

私は内視鏡手術を得意としていました。それは私が陽タイプだからかもしれません。操作部をつかむ際、手首は前側に曲がります。それによって、手首の後ろ側が解放されて安定するため、細かな作業がしやすかったのでしょう。

反対に、内視鏡手術に苦戦している医師も少なからずいました。とくに、外国人医師にその傾向が見られました。彼らが陰タイプであったと考えると、納得できるのです。ちなみに、病院で使用していた内視鏡の機械は、日本製でした。

このように、手術という手先の動きに繊細さが求められる場面では、とくに陰陽のタイプの違いが表れやすくなるのではないかと考えます。

陰陽のタイプの違いが医療に取り入れられると、患者さんが楽になることも多くなるでしょう。

たとえば胃カメラ。胃カメラを体内に入れていく際、患者さんは横になった状態で顎を上げます。後藤先生の理論でいえば、顎を上げて喉が開くのは陰タイプ。反対に、陽タイプの人は顎を上げると喉が圧迫されると考えられます。胃カメラの検査で「苦しくて、死ぬ思いをした」という人がいますが、そうした人は陽タイプである可能性が高いかもしれません。

現在のところ、この件について、医学的な検証はまだされておらず、実際のところは判明していません。しかし、もしも顎を引いて使用できる胃カメラがあれば、陽タイプの患者さんは今ほど苦労せずにすむ可能性はあると考えます。

同様に、患者さんに顎を上げてもらった状態で行う医療はさまざまあります。たとえば風邪をひいて受診すると、顎を上げて口を大きく開き、舌をベーッと出し、ステンレスの舌圧子《ぜつあっし》でグッと押さえられます。口腔内をしっかり見るためとはいえ、この行為は陽タイプの人には苦しいものです。

反対に、この一連の動作が割と平気な人もいます。そうした人たちは、陰タイプなのかもしれません。陰タイプの人は、顎を上げると呼吸が深くできます。その状態で舌を押さえられても、さほど苦痛は感じないのでしょう。

インフルエンザの検査では、顎を上げた状態のところに細い検査棒を入れて、鼻の奥をごしごしとこすります。この検査も、陽タイプの私たちには、苦しいものです。

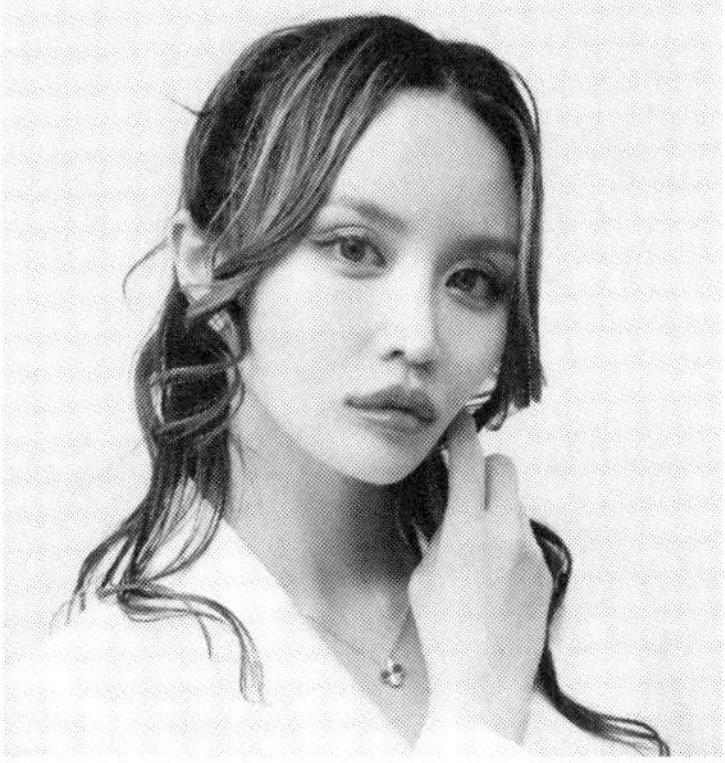

山田真里江

銀座TAクリニック院長
日本美容外科学会（JSAS）所属

北里大学医学部医学科卒業。東京慈恵会医科大学附属病院外科入局（乳腺外科）、AOI国際病院非常勤医師、銀座国際美容外科非常勤医師を経て銀座TAクリニック入職。
豊胸術、婦人科形成術、小顔術を得意とする。TAクリニック豊胸技術指導医。

Instagram
豊胸小顔技術指導医
銀座TAクリニック院長
Marie Yamada
https://www.instagram.com/marie_yamada_?igsh=MW4wenlmZGtidHEyYg%3D%3D&utm_source=qr

陽タイプの人に対しては、顎を引いた状態で検査が可能になれば、今ほど痛い思いをしなくてすむのだろうと思います。

そうやって一つひとつ検証し、陰陽のタイプ別に新人医師の指導を行ったり、器具が開発されたりしていけば、医療者の技術はスムーズにレベルアップしていくことでしょう。また、患者さんもつらく苦しい思いをする経験を回避できたり、その期間を短縮したりできるはずです。たとえば、外科医の手術の腕が上がれば、手術後の痛みは軽減され、傷の治りも早くなります。

こうしたことを見るだけでも、後藤先生の「陰陽バランス」という理論は、医療界をも大きく変えていく可能性のある大発見だと私は考えるのです。

第3章

陰陽のタイプを知れば、
ケガや痛みは予防できる

ケガで選手生命を縮めるアスリートたち

私の治療院には、第一線で活躍するアスリートも通院されています。

彼らは、日々のハードなトレーニングや試合中のアクシデントから、ケガや痛み、不調を抱えています。鍼治療では、痛みを和らげ、ケガの治りをよくしていくとともに、メンタル面のケアも行っていきます。

彼らの体を診ていて感じるのは、選手自身の体の理に反するトレーニングによって自らの選手生命を縮めているケースが、スポーツ界には多いという現実です。


欧米から来ているスポーツやトレーニングの方法は、ほぼ陰タイプの体の動作にそってつくられています。そうした陰タイプのトレーニングを陽タイプの人が熱心に行っていると、やがて痛みが出て、ケガに繋がりやすくなります。

反対に、日本人は陽タイプが多く、年配の監督やコーチにも陽タイプが多く見られます。陽タイプの指導者が陰タイプの選手を指導するときにも注意が必要です。自分が「正しい」と考えている体の動きは、陰タイプには理に反した動きとなるためです。

陽タイプは、かかと重心であり、腰で体のバランスを取ります。よって、運動をするときには、自然と膝を曲げて腰を下ろし、重心を低く取る体勢になります。そして、いったんグッと下に力を入れてから、その力を利用してパワーを出していきます。

一方の陰タイプは、つま先重心であり、みぞおちの辺りで体のバランスを取るため、背中を伸ばし、重心を高くとります。その高い重心から上にパーンと力を発揮します。

おそらく、両者とも感覚的にその動きを取っているはずです。一流のアスリートほど、最後は自らの感覚を重視します。それがいちばんパワーを出しやすいと経験的にわかっているからです。

ところが、指導者が「自分のやり方が正しい」と思い込み、選手の体の理に反した動きをくり返させると、体に大きな負担をかけることになります。

こうなると選手は、本来の能力を発揮できないどころか、伸び悩み、ケガをし、選手生命を縮めることになりかねません。

日本には、こうした選手が非常に多いと感じています。

イチローと松井のバッティングスタイルの違い

以前、『キミは松井か、イチローか。』(廣戸聡一監修、池田書店刊)という本が話題になったことがありました。人の足裏を4つにわけ、どこで重心を取るかで4種類の立ち方(スタンス)があるとした「4スタンス」理論を解説しています。

松井秀喜さんとイチローさんは、バッティングスタイルがまるで異なりました。私の理論では「つま先重心か、かかと重心か」ということに加えて、陰陽の考え方から人の体の動かし方を2つのタイプに分けてとらえています。イチローさんは陰タイプ、松井秀喜さんは陽タイプとなります。

陰タイプのイチローさんは、つま先重心で、背中を伸ばし、みぞおちの辺りで体のバランスを取っています。バッドの構えも高めで、腰もさほど落としません。そして、体勢を崩すことなく、脇をグッとしめて、バッドを振ります。

陰タイプの動きは、下から上へ流れる陰エネルギーと連動しています。また、第1章の復習となりますが、四つんばいになったとき、横隔膜(みぞおち)、肘、膝という体の内側でバランスを取っています。それによって二本足で立ったときには、膝はあまり曲げず、主に横隔膜のあたりで体のバランスを取るようになるのです。

陽タイプの松井さんは、かかと重心で、腰を回転させながら、重心をいったん落とし、バットを振り上げます。

陽タイプの動きは、上から下へ流れる陽エネルギーと連動しています。また、四つんばいになったとき、腰、肩、手首、股関節、足首という位置で体のバランスを取っています。二本足で立ったとき、陽タイプが膝を軽く曲げて腰の辺りでバランスを取るのは、かかと重心を安定させるためです。

このように、超一流の選手だったイチローさんと松井さんのバッティングシーンには、陰タイプと陽タイプの違いが明確に表れています。

ボールを打つという行為は同じでも、陰陽が違えば体の使い方はまるで違う。お二人を例に考えると、どちらがよいという話ではなく、自分の体の理に叶っている体の使い方をしてこそ、人は自らの能力を存分に発揮できるとわかるのです。

格闘家のケガを減らすには

アスリートの陰陽の違いは、格闘技を見ていても、よくわかります。

たとえば日本の国技である相撲。相撲の動きは、陽タイプのものが多く見られます。相撲の基本である四股《しこ》は、陽タイプの動きです。がに股に足を大きく開き、腰をグッと下ろして重心を低く取って、顎を引いて斜め下を見ながら片足を上げていく。一連の動きのすべてが陽タイプのものです。

現在は外国人の力士も多く、陰タイプの力士が増えていますが、陰タイプには四股を型どおりに美しく踏むのは難しい動きとなるでしょう。それを習得しなければならないのは、陰タイプの力士には大変な苦労だと思います。長く続けていくうちに、膝を壊すリスクも高まるはずです。

また、決まり手八十二手も、多くが陽タイプの動きです。腰を低くして、相手のまわしをグッとつかむなどして技をしかけていきます。

ただし、突っ張りは、陰タイプの要素が強いと感じられます。平手で下から上へ相手の胸などを突いていくのは陰タイプの動きです。突っ張りが得意な力士を調べていくと、陰タイプが多いのではないか。今後、検証をしていきたいところです。

また、私の患者さんにはボクシングやＫ‐１の選手もいて、観戦に行く機会も多くあります。激しい戦いを目の当たりにするたびに、格闘技はケガの多い競技だからこそ、自分の陰陽のタイプを理解しておくことの重要性を痛感します。自分の重心を相手に崩されないように構え、自らのウィークポイントに注意しながら戦うことで、打たれ強くなりますし、大きなケガも防いでいけます。

陰タイプは、みぞおち、肘、膝がウィークポイントになります。陽タイプは、肩、腰、股関節、手首、足首がウィークポイントです。日々トレーニングを積み、体を鍛え上げていっても、この部分はケガをしやすく、試合で狙われると大きなダメージになりがちです。だからこそ、それらの部分を守る戦い方やトレーニングが必要です。

このことは、柔道やレスリングなどの格闘技にも共通します。

なお、格闘家を育てる指導者が、「陰陽バランス」をトレーニングに取り入れれば、ケガをしにくい体づくりをサポートできると考えています。

箱根駅伝も陰陽タイプ別に戦略を決めてはどうか

今年のお正月も、箱根駅伝が白熱しました。

東京都の大手町から神奈川県箱根町の芦ノ湖までの往復を、1チーム10人のランナーがタスキを繋いで走ります。その間、上り坂があれば、下り坂もあります。箱根駅伝は、坂道でいかに勝負するかが勝利のカギになるとされていますが、ここでも重要になってくるのが、選手の陰陽のタイプではないかと私は考えています。

陰タイプの人は上り坂を走ると足を痛めやすく、陽タイプの人は下り坂を走るとケガをしやすくなります。

私は陽タイプですから、陽タイプの選手が坂道を下る苦労が想像できます。膝はガクガクになり、一歩、足の踏み方を間違えれば、捻挫する可能性が高くなります。

一方、陰タイプの選手は、下り坂が得意で上り坂が苦手です。上り坂はかかとでしっかり着地しなければいけないため、つま先重心の陰タイプの人はロスが生じますし、足元が安定しないのです。

監督はもちろん、選手のタイムだけでなく特性を観察したうえで、どの区間を任せるかを決めていることでしょう。そこに「陰陽バランス」という明確な視点を一つ入れていただくと、選手の体の特性に応じた走りやすい区間を的確に選べると考えます。

なお、坂道の練習も注意が必要です。選手の体のタイプに適さない坂道の練習は、将来有望なランナーの選手生命を縮めかねません。陰タイプの選手は膝を、陽タイプの選手は腰や足首を痛めやすくなります。

これは、マラソンランナーに限ったことではありません。瞬発力やスピード力を鍛えるために、上り坂をダッシュするトレーニング法があります。単なる根性論ではなく、科学的にメリットが証明されたトレーニング法とされていますが、陰タイプの人にはおすすめできません。がんばればがんばるほど、足を痛めるリスクが上がります。

コーチや監督などの指導者も、このことを理解しておかないと、選手を故障させる可能性があります。選手の陰陽のタイプを理解したうえで、最適なトレーニング法を採用することは、指導者の責務といえるのでしょう。

ケガは「第三者の介入」によって起こる

アスリートのケガは第三者の介入によって起こる、というのが私の持論です。

第三者とは、監督やコーチなどの指導者、あるいはトレーニングマシーンなどです。

「正しいフォーム」「正しい動き」などといった型に選手をはめ込まず、陰タイプか陽タイプかという視点から、それぞれの体の理に叶った指導を行っていけば、選手のケガは減るはずです。ケガは不自然な力が体に加わることで生じるものだからです。

「正しい」というのは、陰タイプか陽タイプかによって正反対です。

陰タイプの「正しい」は陽タイプにとっては理に反した動きであり、陽タイプの「正しい」は陰タイプにとっては理に反した動きとなります。

そして、指導者が口にする「正しい」とは、自分自身の体をもとにしているか、もしくは世間一般に伝えられていることです。

つまり、選手自身の体における「正しい」ではないのです。

そのことに気づかないまま、指導者が「正しい」と考える動きをくり返させてしまうと、選手の体に無理をさせることになります。そこから痛みが出てきますし、ひどくなればケガに繋がる可能性は高まります。

そうだというのに、ケガを選手自身の不注意や準備不足としてしまう指導者がいることも残念です。

「日本人は我慢強い」とよくいわれます。実際、日々の痛みを我慢しながら、今日もトレーニングに励み、闘っている選手は多いでしょう。しかし、痛みを我慢して同じ動作をくり返してしまうと、取り返しのつかないことになりかねません。

また、「自分が簡単にできることが、相手はなかなかできない」というときにも、陰陽の違いが隠れている可能性が考えられます。

人は、「自分が簡単にできることは相手も努力をすればできるはず」と思い込みがちです。しかし、自分と反対のタイプの人は、自分と同じように動けません。

「こうすればもっとうまくなる」など、「よかれ」と思って指導者が教えることは、「痛みを我慢してでも習得しなければ」というプレッシャーを選手に与えかねない。その両者の思いが、選手のケガに繋がりやすくなるのです。

他人に憧れる気持ちはケガを生みやすい

スポーツやトレーニングが、思わぬケガや痛みの原因になることは、アスリートばかりではありません。とくに、健康本や健康番組、エクササイズ動画などを見て、自宅で自分の判断で行うトレーニングにも注意が必要です。そうしたものには、「自分にとってよいことが、すべての人の体に適しているとは限らない」という大原則が、抜け落ちていることが多いからです。

とくにエクササイズの本や動画を見ていると、著者や配信者は、陰タイプの人が多いように感じます。陰タイプの人は、もともと手足がスラリとしている人が多い傾向にあります。そのため、写真や動画になったときの見栄えがよいのです。

そうした人を見ていると、「あんなふうになりたい」とうらやましく感じることが多いでしょう。「がんばれば、こんなスタイルになれる」と期待するかもしれません。

しかし、陰タイプの人に適した動きを陽タイプがくり返してしまうと、エクササイズになるどころか、痛みやケガの原因になってしまいます。

そもそも、陰タイプと陽タイプでは、骨格が違います。どちらがよいか悪いかではなく、そういう体形を生まれ持ったというだけのことです。よって、どんなトレーニングをするかを選ぶ際には、「あんなふうになりたい」という憧れではなく、「自分と同じタイプの人が教えているか」を一つのポイントにしてみてください。

たとえば、陰タイプの人が指導するエクササイズには、「背中を反らす」という動きがよく入ってきます。あるいは「背中を丸めないで」「視線を下げずに」「うつむかない」などと伝えたりします。

そうしたエクササイズは、陰タイプの人が健康増進に取り組むにはよい方法となるでしょう。しかし、陽タイプの人には適さない動きが多くなります。

反対に陽タイプの指導者のものは、背中を反らすような動きがあまり入ってきません。「体を痛めそう」と感じるからです。また、指導者の顎の位置を見ると、その人が何タイプか、だいたいわかります。陽タイプの人はエクササイズをしているとき、顎を引いています。陽タイプの人はそうした人が指導するものを選ぶとよいでしょう。

ピラティスのポーズは「陰タイプ」の動きが多い

ピラティスを健康のため、美容のため、体形維持のためにと行っている人が大勢います。

ピラティスとは、ドイツ人のジョセフ・ピラティス氏が古代インドで誕生したヨガなど多くのトレーニングを研究し、考案したエクササイズです。もともとはケガ人などのリハビリの目的で、健康的に体を鍛えていくことを目指して開発されているため、トレーニング効果が高いとされ、日本でも人気です。

しかし、ドイツ人が考案したピラティスは、陰の動きが非常に多くなっています。

一方、日本人は陽タイプが多い。陽タイプの人が陰の動きを行っていると思わぬケガに繋がります。実際、私の患者さんにもピラティスのレッスンに通っている女性が多くいます。熱心にがんばって、腰を痛めて、鍼治療を受けに来ているのです。

では、陽タイプの人にとって、ピラティスのどんな動きがよくないのでしょうか。

とくにおすすめできないのは、背中をグーッと反らす動きです。

本来、陽タイプの体は、背中を伸ばす動きが苦手です。陽タイプの人たちは、背中を丸め、顎を引き、腰を落とすという体勢のとき、もっとも安定するという体をしています。反対に、背中を反らせると腰に負担を与え、痛めやすくなります。

一方、陰の気は下から上へ上昇しています。ピラティスでは体を伸ばす動きが多くなります。陰タイプの人にとっては、それによってエネルギーが全身に行きわたるので、健康効果の高い運動となるでしょう。

ピラティスのインストラクターは、よくこういいます。「背中を伸ばしてください」「顔を上げてください」「仰向けになって、足首をまっすぐに伸ばしてください」。これらはすべて、陰タイプにはリラックス効果の高い動きですが、陽タイプの体にとっては理に反した動きになります。

陽タイプの人がピラティスをするなら、腰を痛めないことを第一に、「そこそこ体を動かし、リフレッシュできれば十分」と気軽に楽しむ気持ちで行いましょう。「これを極めよう」などと思い込まないことも、体を痛みから守るためには大切ではないかと思います。

ノーマルポジションを意識すればケガを防げる

では、私たちはどんなことに注意して、体を鍛えていくとよいのでしょうか。

まず、ノーマルポジションを覚えてください。

第1章で、頸部、手首、足首のノーマルポジションと、陰タイプ、陽タイプのポジションを、写真を使って紹介しました。

では、背中のノーマルポジションはどの状態でしょうか。

ここで、うつ伏せになってみてください。その背中の状態がノーマルポジションです。このノーマルポジションの感覚をつかんでください。これが体幹のノーマルポジションともなります。


次に立ち上がってください。体幹のノーマルポジションに、3つ首をつけ加えます。その写真が左ページの〈A〉。陰タイプが〈B〉。陽タイプが〈C〉です。この姿勢を基本としてトレーニングを行っていくことが、ケガの予防には大事となります。

体幹のノーマルポジションを覚えよう

〈A〉ノーマルポジション

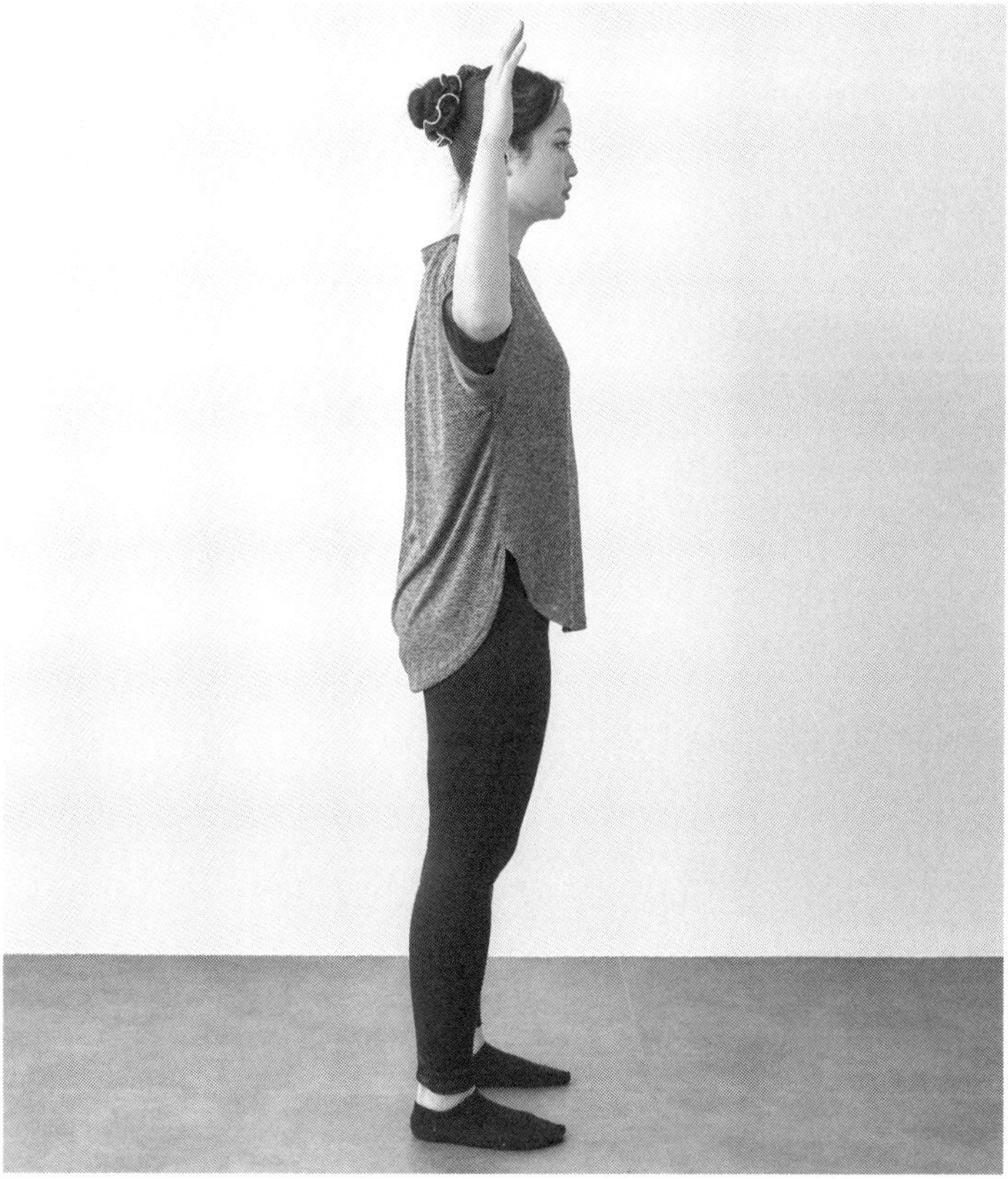

●ノーマルポジションがすべての基本形。

●陰タイプはこれより体を縮めないこと、陽タイプはこれより背中を反らさないことで、痛みやケガを防ぐことができる。

〈B〉陰タイプの体が安定するポジション

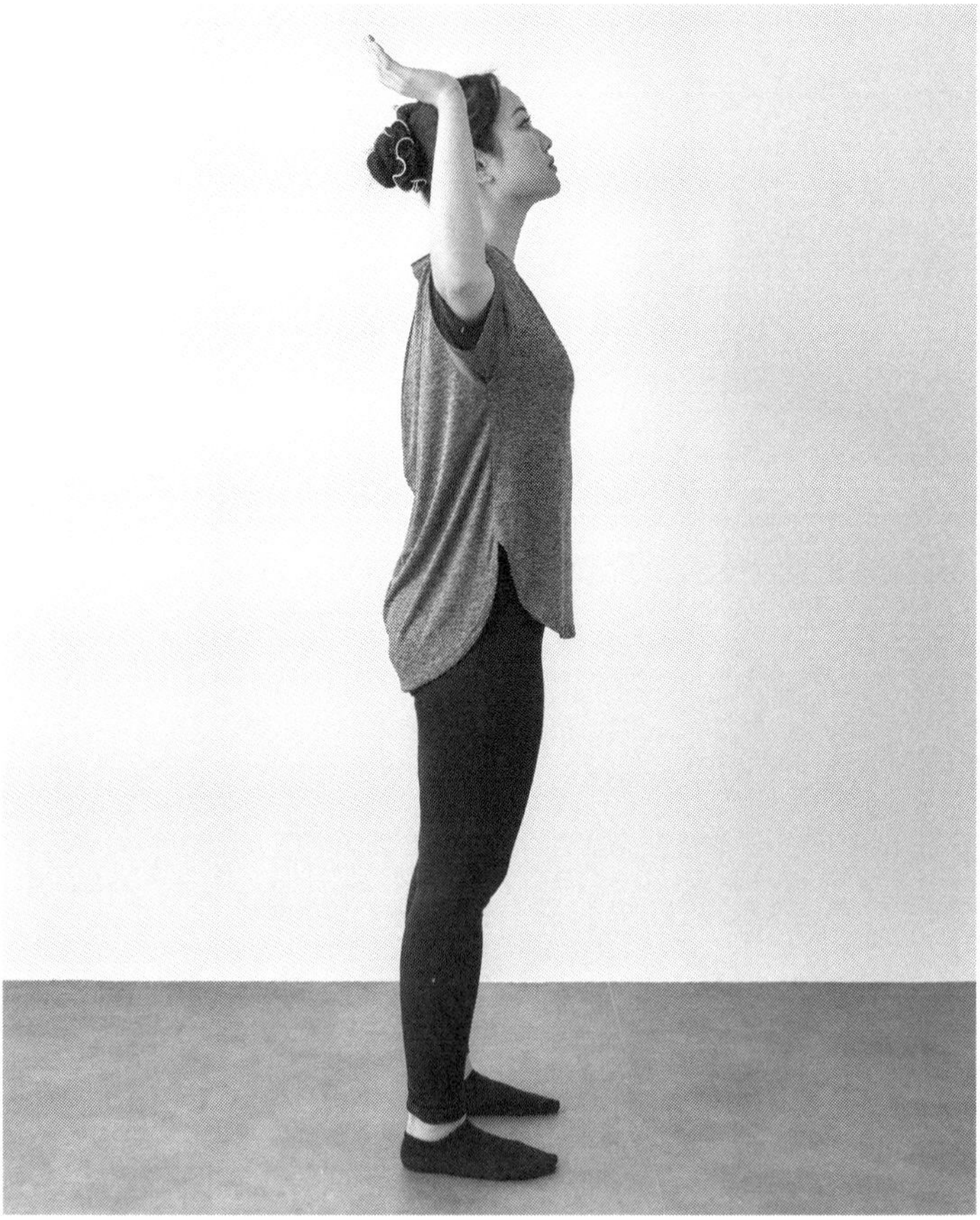

●陰タイプは、背中は反り気味で、顎を上げ、手首の手のひら側を伸ばし、膝を伸ばしてつま先重心で立っているときに、もっとも安定する。

●この姿勢を基本としてトレーニングを行うと、ケガを防ぎつつ、体を効率よく鍛えていくことができる。

〈C〉陽タイプの体が安定するポジション

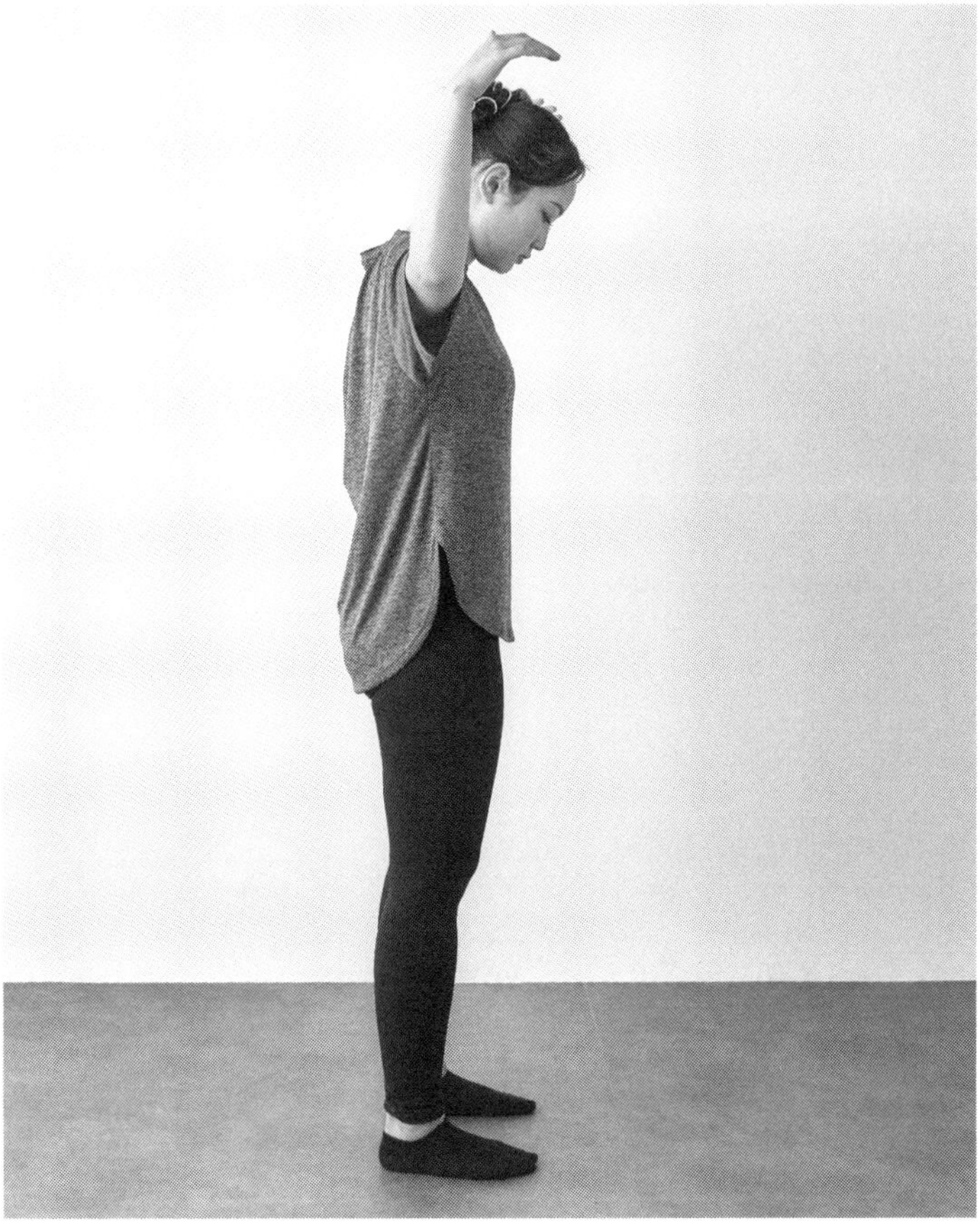

●陽タイプは、背中をやや丸め、顎を引き、手首の手の甲側を伸ばし、膝をやや曲げてかかと重心で立っているときに、もっとも安定する。

●この姿勢を基本としてトレーニングを行うと、ケガを防ぎつつ、体を効率よく鍛えていくことができる。

ジムのマシーンは「陰タイプ用」が多い

筋トレのために、ジム通いをしている人は大勢います。

ジムのインストラクターも、陰タイプの人が目立ちます。ジムにあるマシーンも、ほとんどが欧米発祥であり、陰タイプだからです。

陰タイプの人は、陰タイプのマシーンを使うと、効率的に体を鍛えていくことができます。だからこそ、「このすばらしいマシーンを使い、多くの人が体を鍛える手伝いをしたい」と思いインストラクターになる人が多いのだと推察します。

反対に、陽タイプのインストラクターが少ないのは、陽タイプの人はマシーンを使って筋トレをしていると、体を痛めることが多いからです。

アスリートなど、「体を鍛えるためには、どうしてもマシーンを使わなければならない」といった理由がない限り、ほとんどの人は体を痛めると、ジム通いをしなくなります。よって、陽タイプは「インストラクターになろう！」と思う人が少ないのかもしれません。

現在インストラクターとして活動している人にとっては、お客さんの体の陰陽のタイプを知り、指導に活かしていくことが大切だと考えます。お客さんの体の理に叶った方法でトレーニングを行ってこそ、ケガを避けて、体を効率よく鍛えてもらうことができ、それが継続へと繋がっていくからです。

一方、ジムの利用者は、マシーンを使う際に、ケガ予防のため、どんなことに注意をするとよいでしょうか。

まず、「バーをつかむ」という動作があるときには、手首の向きに気をつけることです。ノーマルポジションを基本として、陰タイプは手首の手のひら側を伸ばすのはOK。反対に手のひら側を縮めた状態でトレーニングを行うと、手首を痛める原因になります。

たとえば、バーを自分の体に引き寄せるという動作のときに、手首をグッと前側に曲げてしまうと、手首を痛めるリスクが高くなります。

一方、陽タイプは、ノーマルポジションを基本とし、手の甲側を伸ばすのはOK。反対に、手の甲側を縮めてトレーニングすると、手首を痛めやすくなります。

たとえば、ダンベルを持ち上げるときや、懸垂を行うとき、順手でつかむと手の甲側は縮んでしまいます。陽タイプの人が手首を痛めないためには、これらのトレーニングはやらないほうがよい。どうしてもやりたい場合は、逆手でつかむなどして、手首の角度に注意して実践することです。

また、ジムでは腰にも注意が必要です。

ジムのマシーンはほとんどが背中を伸ばして使うため、トレーナーの指示通りに使っていれば、陰タイプの人が腰を痛める心配はないでしょう。ただし、背中を丸めてトレーニングしてしまうと、腰を痛める原因になります。

一方、陽タイプの人にとっては、多くのマシーンが腰を痛める原因になりやすいのです。マシーンを使う際には、ノーマルポジションを基本として、それ以上、背中を反らすような体勢は取らないこと。より安全に行うには、顎を引き、背中をやや丸めるように行ってもよいと思います。

さらに、ランニングマシーンで走り込む人も多いでしょう。

ジョギングのフォームも、陰タイプと陽タイプでは違います。

特に違うのは、腕の振り方。一般的に正しいとされているのは、脇をしめて、体に平行に腕を振るフォームです。手は握っても、開いても、手首は自然と手のひら側が伸びているはずです。

このフォームが陰タイプか陽タイプかは、もうおわかりでしょう。そうです、陰タイプです。陰タイプは、体と平行に腕を振ると、安定して走ることができます。反対に陽タイプは、この腕の振り方では、体のバランスが取りにくく、ケガをする原因にもなってきます。

陽タイプの人にとっての正しいフォームは、脇をゆるめ、「ハ」の字形に腕を振る走り方。一般的には「風の抵抗を受けやすく、速く走れない」とされるフォームですが、陽タイプの人にはこちらのほうが安定して走ることができます。

なお、ランニングマシーンは、体に負荷をかけるために、傾斜の角度を設定できます。陽タイプの人は上り傾斜に強いので取り入れるとよいと思います。

一方、陰タイプは上り傾斜で持続的に走ると無用な負担をかけ、膝を痛める可能性があります。

陰陽別　ぎっくり腰の防ぎ方

厚生労働省の「自覚症状の状況」（平成22年）という統計によれば、女性でもっとも多い自覚症状が「肩こり」、次いで「腰痛」「手足の関節が痛む」と続きます。

一方、男性の場合は「腰痛」が1位で、2位が「肩こり」、3位が「鼻がつまる・鼻汁が出る」となります。

つまり、男女ともに日本人の多くは、腰痛と肩こりに悩んでいるわけです。

私も20年近く前、ひどい腰痛になったことがありました。

陰陽のタイプの研究を始める前のことで、体を鍛えようとパーソナルトレーニングに通っていたときです。トレーナーの指示に従ってスクワットを行っていたところ、腰痛になってしまいました。

「キングオブトレーニング」ともいわれるスクワット。若い人から高齢の人まで、毎日実践している人は多いでしょう。それだけに、スクワットで腰を痛める人が多いのも事実。実践する際には、必ず自分の体に適した方法で行いましょう。

陰陽タイプ別のスクワットの方法は、第2章の90～91ページで紹介しています。スクワットをする際には、ぜひ参考にしてください。

「ぎっくり腰はクセになる」とよくいいます。たしかに、一度なると、二度三度とくり返す人が多くなります。

ぎっくり腰は「魔女の一撃」と呼ばれるほどの痛みです。そのため、腰に痛みを感じると、ぎっくり腰になる前にコルセットを巻く人がいます。コルセットは腰を安定させ、安心感を与えてくれます。とはいえ、自分の体の理に反したことを日々くり返していれば、コルセットを巻いていたところで、ぎっくり腰は予防できないのです。

また、ぎっくり腰の再発予防にと、ストレッチを日々行っている人もいるでしょう。ですが、その方法が重要です。くり返しますが、ぎっくり腰を防ぎたければ、陽の人は背中を反る動きをしないこと。「よかれ」と思って毎日がんばっているストレッチが、ぎっくり腰の原因になってしまったら、これほど残念なことはないでしょう。

特に、「ブリッジ（仰向けの状態から背中を反らしていき、体を両手両足で支えるストレッチ）」や「弓のポーズ（背中を反らして手で足首を持つストレッチ）」などは、陽タイプの人には危険なストレッチで、たちまち腰を痛めかねません。

一方、陰タイプの人にとっては、腰痛予防に背中を反らせるストレッチが効きます。ただし、体が硬くなってしまっている人にはブリッジや弓のポーズはハードであるため、背中を反るにしても、ソフトなストレッチから始めることをおすすめします。

では、陽タイプの人には、どのようなストレッチが腰痛予防になるでしょうか。お腹をグーッと縮め、背中を丸めていくことで、背骨や腰の骨を伸ばしていくストレッチです。陽タイプの人には、背中を丸めるストレッチが心地よく感じるはずです。

なお、腰が痛いからといって、仰向けに寝て、腰にテニスボールを当ててコロコロさせている人がいます。筒状のストレッチ用のローラーを背中から腰までコロコロさせている人もいます。

その腰痛改善法も、一見気持ちよさそうです。しかし、やはり背中を反らせるため陰タイプの人向きです。実際、陽タイプの人が行っていて、ぎっくり腰になってしまったという話はときどき聞きます。

こうした「痛みの改善によい」とされる情報の一つひとつが、陰タイプのものが多くなっています。陽タイプの人は、「これ、よさそう！」と飛びつくことなく、自分の体の理に叶ったものか、きちんと確認してから実践することが大切です。

さらに、ぎっくり腰の予防法として、「重い物を持ち上げるときには、一旦しゃがんで荷物を持ってから、立ち上がるようにしましょう」といわれることがあります。この場合の「しゃがむ」という動作は、陽です。よって、陽タイプの人がこの方法で重い物を持ち上げることは、ぎっくり腰の予防になります。

しかし、陰の人がやってしまうと、かえって腰を痛める原因になりかねません。陰の人は背中を丸める動作をすると、腰を痛めやすくなります。

では、陰の人が重い物を持ち上げるにはどうするとよいでしょうか。

背中をあまり丸めないように気をつけ、中腰の状態から持ち上げるとよいと思います。力を入れるとき、みぞおちの辺りにグッと力を入れてバランスを取ると、腰への負担を軽減できるでしょう。

陰陽タイプともに「巻き肩」が肩こりの原因

肩こりに悩まされている人も多くなっています。

その原因も、「第三者の介入」にあると私は考えています。この場合の「第三者」とは人ではなく物。パソコンやスマートフォンの使い過ぎによって、肩こりになる人が増えているのです。

肩こりは現代病のようなもので、「長時間、デスクワークなどで同じ姿勢をとっている」「眼精疲労」「運動不足」「精神的なストレス」などが主な原因でした。ほんの数年前まで、肩こりに悩まされているのは中高年以降の人がほとんど。ところが現在は、パソコンやスマートフォンが広く普及したことで10代から肩に痛みを感じる人が多くなっています。

パソコンやスマートフォンからくる肩こりの場合、陰タイプ、陽タイプともに、両手を前に出した状態で長時間過ごしていることが最大の原因となります。それによって、巻き肩になっている人が非常に増えました。

巻き肩とは、両腕が体の真横よりも前方に入り込んでいる状態のこと。巻き肩になると首や肩に負担がかかるとともに、血流が悪化し、肩に痛みが現れます。肩の血流が悪化すれば、脳への血流も滞りますから、頭痛にも繋がっていきます。

痛みを取り除くためには、原因を排除するのがいちばんの方法ですが、現代の生活において、「パソコンやスマートフォンを使わない」というのは現実的な対処方法ではありません。

では、肩こり改善にはどうしたらよいのでしょう。多くの人は、自分で簡単にできる方法として、ストレッチを行っていると思います。ですが、巻き肩を改善するストレッチも、陰陽のタイプ別でやり方を変えないと、改善にならないどころか、腰や首を痛める原因になってしまいます。

そこで、巻き肩を改善するストレッチのポイントを紹介します。もっとも大事なのは、肩甲骨まわりの筋肉をほぐすこと。肩甲骨とは、ご存じのとおり、背中の上部に位置する逆三角形の平らな骨。巻き肩になると、肩甲骨が外に開く状態になり、周辺の筋肉が硬直します。巻き肩と肩こりの解消には、その硬直をほぐす必要があります。

ただし、ストレッチを行う際には、陰陽の違いを考慮すること。これが、安全に肩こりを解消するには大切です。

具体的な方法は127ページに示しました。

陰タイプのポイントは、第一に後ろに回した左右の手を、手のひらを下にして繋ぐこと。その両手をまっすぐ下のほうに伸ばします。このとき、顎を上げることも大切なポイントです。こうすることで頸部と手首が解放されるため、安全にストレッチができますし、全身の血流を促進し、効率よくストレッチができます。

一方、陽タイプのポイントは、左右の手を体の前で繋いだら、その手を体からグーッと離すようにして背中を丸め、肩甲骨を開いていくこと。このとき、顎を引き、頭を内側に入れていくことで、頸部も気持ちよく伸ばしていきましょう。

このストレッチを休憩時などに行ってください。体を痛めることなく巻き肩を改善し、肩こり、頭痛を遠ざけることができます。また、姿勢もよくなり、自然とノーマルポジションをキープできるようになるでしょう。

陰陽タイプ別　肩こり&巻き肩解決ストレッチ

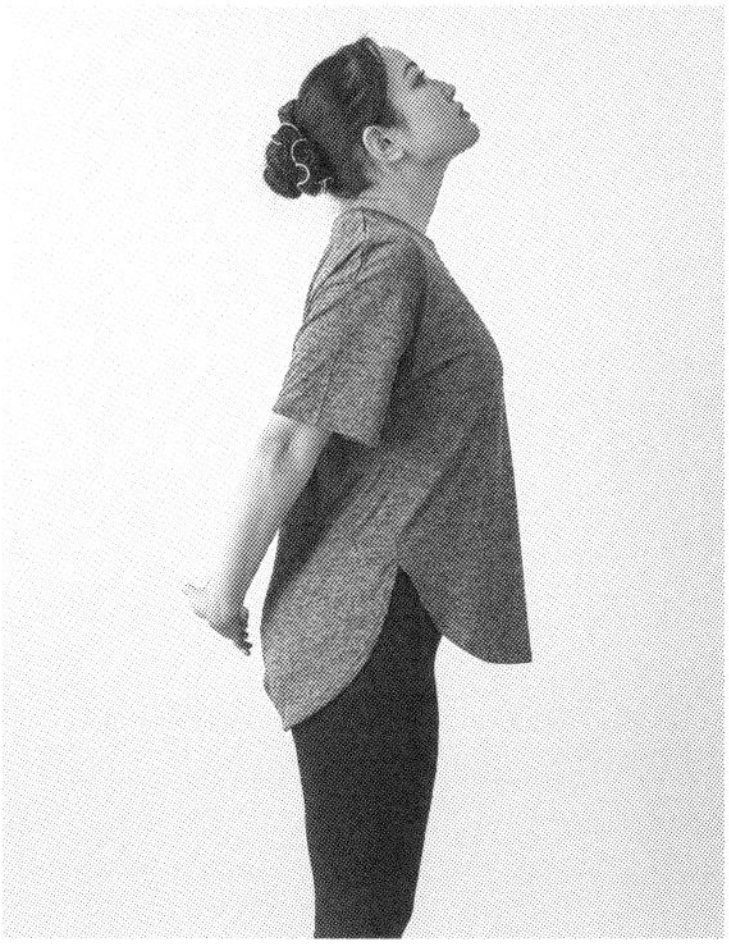

陰タイプ

❶ 両手を後ろに回したら、手のひらを下にして、写真のように手を繋ぐ。
❷ 顎を上げる。
❸ 息を止めないように気をつけて、両手をまっすぐ下に伸ばす。1回10秒､1日に4～5回以上行う。

陽タイプ

❶ 両手を体の前で写真のように繋ぐ。
❷ 顎を引く。
❸ 息を止めないように気をつけて、両手を斜め下のほうに伸ばしながら、背中を丸め、肩甲骨を開いていく。このとき、首の後ろも気持ちよく伸ばしていこう。1回10秒、1日に4～5回以上行う。

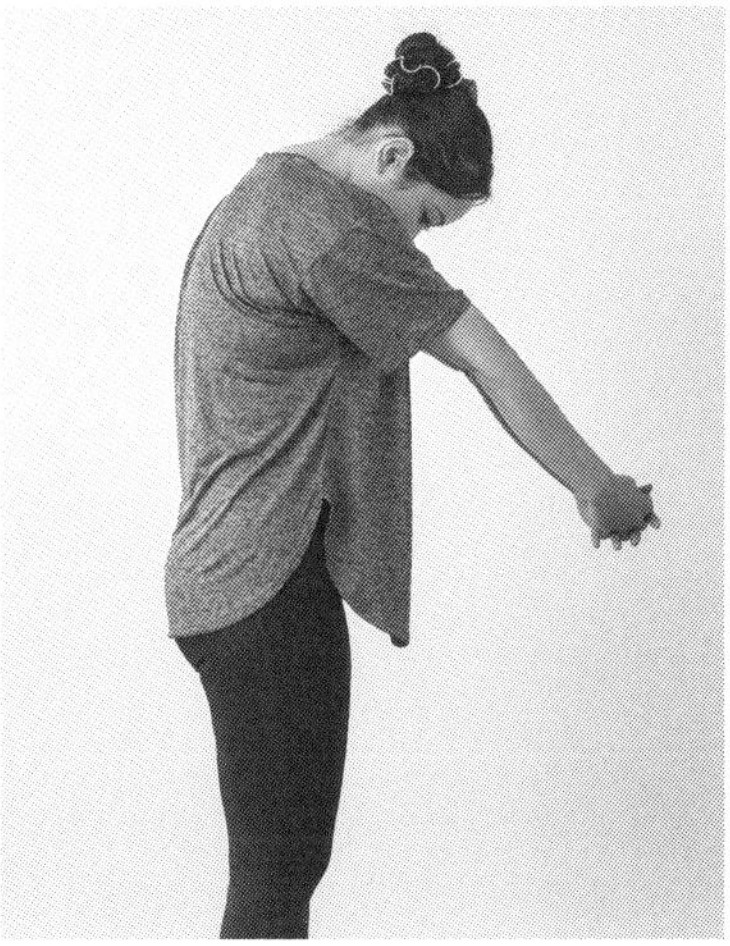

陰は「伸ばす」、陽は「縮む」を意識する

世の中には、さまざまなストレッチの方法が紹介されています。

ストレッチには、体の柔軟性を向上させ、筋肉や関節の健康を維持するとともに、血流を改善して心身のリラックスを促すという効果もあります。

また、スポーツを行う人にとってもストレッチは重要で、ケガのリスクを軽減するとともに、体の可動域が広がるので、パフォーマンスを高めることができます。

ただし、どんなストレッチを行うにしても、「やってはいけない動き」があります。

その方法というのが、くり返しになりますが、陰タイプの人には「縮める」という動作です。陰タイプの人が背中を丸めて体を縮める動作をすると、腰や背中を痛める可能性が高くなります。陰タイプの人によいストレッチは上に上にと伸ばす動作です。

一方、陽タイプの人は「反らす」という動作が危険です。反対に、背中を丸めて体を縮める動作が、陽タイプには効率のよいストレッチになります。

そもそも「ストレッチ」とは「伸ばす」という意味です。「縮める」というと反対の動作に感じられるでしょう。しかし、体をよく観察してみてください。

体を縮めているとき、背中から腰にかけて後ろ側が伸びています。陽の気は、背中側を流れています。ですから、陽タイプは、体を縮めて背中を伸ばすことによってエネルギーの流れがよくなり、健康効果を高められるのです。

一方、陰の気は、お腹側を流れています。背中を反らすという動作の最中、背中側が縮んでいる半面、お腹側が気持ちよく伸びているのです。

ストレッチの際には、どの部分を伸ばしているのか、しっかり意識しましょう。ケガの予防に大切なことですから、くり返します。陰タイプの人はみぞおちからお腹までを伸ばすことを意識してストレッチを行っていくことで、体の柔軟性を高め、エネルギーの流れをよくしていけます。

一方、陽タイプの人は、お腹側をグーッと縮め、肩から腰にかけて背中を伸ばしていくことを意識してストレッチを行うことで、体の柔軟性を高めて、エネルギーを効率よく巡らせることができます。

陰タイプは「伸ばす」、陽タイプは「縮む」という動作がよいというのは、筋トレにも共通します。筋トレも陰タイプの人に適した動作が多く、陽タイプが安全に行えるものは少なくなります。

そうしたなかで、陽タイプの人におすすめなのが、腹筋です。

腹筋は、体をグーッと縮める動作です。また、頭の後ろで手を組んで行うと、手首の後ろ側が伸びます。しかも、体を縮めるときに顎も引きます。陽の部位を解放しながら行う腹筋は、陽タイプの人が安全に行える筋トレなのです。

では、陰タイプの人は腹筋を安全に行うにはどうするとよいでしょうか。

まず、手を頭の後ろで組まず、脇をしめて、体を起こすときにみぞおちを意識して、お腹を縮め過ぎないように注意すること。また、顎をやや上げた状態で起き上がっていくとよいと思います。

なお、小学生の頃に体育の授業でやったマット運動なども、陽タイプにはよい運動です。前転も後転も体を縮めて行います。

前転といえば、大女優の森光子さんが、舞台『放浪記』ででんぐり返しを87歳まで行い、観客をおおいにわかせたことが有名です。あの年齢まで元気にでんぐり返しを舞台の上でできたのは、日々のトレーニングと健康づくりの賜物《たまもの》と称えられていましたが、もう一つ、森さんが陽タイプであったことも関係しているでしょう。

もし、森さんが陰タイプであったら、舞台ででんぐり返しを見せようという発想は出なかったかもしれません。陰タイプの人にとっては、体を縮める運動は苦手で、「人前でやってみせたい」と思うことではないからです。

反対に、陰タイプの人にはバク転や宙返りを得意としている人がいます。子どもの頃に憧れた人は多かったでしょう。最近は、子どもにバク転や宙返りを教える体操教室も人気のようです。しかし、背中を思いっ切り反らせて跳ぶ運動は、陽タイプには体を痛める危険がともないます。陽タイプの子どもには、がんばって習得させようとしないほうがよいと私は思います。

美容室で首を痛めてしまう陽タイプは多い

陰陽を無視した動作は、３つの首のケガや痛みにも繋がります。
第三者の介入によって痛みが出やすいのが、首です。
とくに陽タイプの人に注意していただきたいのが、美容室での洗髪です。

美容室のシャンプー台も、欧米から来たものであり、陰タイプ用にできています。リクライニングでだんだんと後ろに倒されていくのが「苦手」という人は、陽タイプに多く見られます。

さらに陽タイプの人によくないのは、仰向けになった状態で、硬いシャンプー台に頸部をのせ、頭を後ろに倒すという動作です。陽である頸部の後ろ側が縮んでいる状態のところに、強い力が加わってしまうのです。

その体勢でおよそ10分間。頸部には相当な負担がかかっています。美容室で洗髪をしてもらったあとに、寝違えたような痛みを頸部に抱えてしまう人が陽タイプにはたびたび見られます。ひどい場合、頸部が痛くて動かなくなってしまったと、私の治療院にやってくる患者さんもいます。

一方、陰タイプの私の知人は、美容室での洗髪が大好きで「気持ちよくて、眠ってしまう」と言います。陽タイプの私からすると、美容室での洗髪は、「頸部が痛くて寝るどころじゃない。早く終わってくれないか」と耐えしのぶ時間です。

そんな思いの人が多いからでしょうか。最近は、座ったままで洗髪できるシャンプー台も出てきました。それでも、頸部の後ろを縮める体勢になってしまうのですが、硬いシャンプー台に頸部を置かなくてよいぶん、負担はずいぶん軽減されます。

なお、陽タイプの人にとって、もっともよいシャンプー台は、理容室のタイプです。頭を前に倒して洗髪してもらえるので、頸部に負担をかけずにすむのです。

昔、日本では理容室が一般的でした。日本の理容室で、頭を前に倒した状態で洗髪するタイプが一般化したのは、国民の大半が陽タイプだったためかもしれません。

仰向けか、前倒しか、シャンプー台を選べる理美容室が増えれば、陰陽どちらのタイプの人も安全に安心して洗髪してもらえることでしょう。

〝ふわコロ®〟で日本の介護を変えたい

私は以前から、介護士さんなど介護の現場で活躍されている方々を対象に、「陰陽バランス」を伝えるセミナーなどを開催してきました。というのも、「陰陽バランス」を理解すると介護のなかでの介助が楽になるうえ、高齢者をケガや痛みから守れるためです。そこで本章の最後に、介護の現場で役立つ情報を加えさせてください。

日本の高齢化率（65歳以上の人口が総人口に占める割合）は、２０２２年現在で29・１パーセント。２０４０年には約35パーセントになると推測されています。

今後、介護を必要とする人はますます増えていきます。それは、介護を手伝ってくれる人を必要とする家族も多くなるということです。ところが半面、介護ヘルパーさんたちの離職が増えているのです。

その理由として挙げられるのが、腰を痛めてしまうこと。腰痛症によって仕事を続けられなくなる人は少なくありません。

たとえば、介護の現場では、寝たきりの人の体を動かすことがたびたびあります。しかし、寝たきりの人の体は大変に重い。力でなんとかしようとすれば、介助する人の体に与える負担が大きくなります。その状態で仕事を続け、慢性的な腰痛症になってしまう人、ぎっくり腰になってしまう人も大勢います。

ですが、陰陽タイプ別に介助を行うと、体の負担を大幅に軽減できます。陰タイプと陽タイプには、それぞれ体の支点が異なることを21ページの図に表しました。その支点に手を添えて寝返りさせると、簡単に体を動かせます。しかも、介護ヘルパーさんがこのテクニックを活用すると、本人の体が圧倒的に楽になるだけではなく、される人も楽なのです。その際、体がいとも簡単にふわっと浮いて、コロッと転がることから、私は〝ふわコロ®〟と命名しました。

〝ふわコロ®〟のテクニックは、今までの介護の常識を覆すものです。介護職に就く大勢の方々とこの理論とテクニックを分かち合えるよう、今後もさらに積極的に普及活動を行っていく予定です。

陽タイプの高齢者には陽タイプの介助を

介護の現場には、介護をするヘルパーさんや家族などの介護者と、介護をされる要介護者がいます。両者の身体的負担がともに大きいのが、座らせたり、立たせたりする動作です。

従来の方法では、立っている状態から要介護者を座らせるには、まずお辞儀をしてお尻を突き出してもらい、そのまま座らせます。つま先重心の陰タイプの人は、お尻を突き出すことで体のバランスが取れ、上手に座ることができます。

しかし、陽タイプの人は、この座り方が苦手です。かかとで重心を取っているため、お尻を突き出すと後方にばかり体重がかかってしまい、介護者が上手にサポートできないと、後ろにドーンと倒れてしまうことが起こりやすいのです。

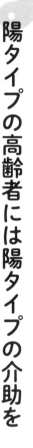

では、陽タイプの人には、どう介助してあげるとよいでしょうか。

まずは、お辞儀をさせないことです。真っすぐ立った状態から顎を引き、膝を曲げて、垂直に座らせましょう。こうすると、危険なく座らせることができますし、介護者も楽にサポートできます。

ところが、陰陽の体の違いを理解していない人は、上手に座れないことを本人のせいのように言ってしまうことがあります。

「このおじいちゃんは、座るのが下手だから、気をつけてね」

これは、高齢者の自尊心を大きく傷つける言葉です。しかし、その人が下手なのではなく、その人の体に適さない座らせ方をしていることに問題があるのです。

現在、当たり前のように行われている介助の方法は、欧米から入ってきたためか、陰タイプの人を対象としたテクニックが多いように感じます。ですが、日本人に多いのは陽タイプ。とくに高齢世代は陽タイプがほとんどでしょう。陰タイプの方法で陽タイプの人の介助を行うのは、される人にもする人にも、身体的負担が大きくなるのです。

陰タイプと陽タイプの人それぞれに最適な方法で介助できるようになれば、現場にいる人みんなが楽に、笑顔で過ごせることが多くなるはずです。

高齢者の誤嚥を防げる可能性もある

〝ふわコロ®〟を介護の現場に導入すると、誤嚥《ごえん》の予防にも役立つでしょう。

誤嚥とは、本来、気管に入ってはいけないものが気管に入ること。飲み込んだものが誤って気管に入ってしまい、咳き込んでしまった経験は、多くの人が持っていると思います。

私も先日、テレビを見ながら食事をしていて、むせてしまったことがあります。その際、大変に苦しい思いをしました。

また、睡眠中に、唾液が気管に入ってしまい、咳き込んで飛び起きる、という経験をしたことのある人もいるのではないでしょうか。加齢とともに、唾液を誤嚥することも起こってきます。

こうした誤嚥が生じるのは、飲み込む機能が衰えてきているからです。

ただ、誤嚥をしても、筋力があれば、誤って気管に入ったものを咳き込むことによって外に出すことができます。

しかし、高齢になると、全身の筋力も落ちます。これによって、気管から吐き出す力も弱くなり、肺にまで到達しやすくなるのです。こうなると、肺で炎症が生じ、肺炎が起こります。これを「誤嚥性肺炎」と呼びます。

誤嚥性肺炎は、発症してから悪化するまでのスピードが速い急性疾患で、死亡率が高くなっています。高齢者にとって、非常に怖い病気の一つといえるでしょう。

そのため、介護の現場では、飲食の介助をする際、誤嚥をさせずに飲み込ませることが重要になってきます。

ここでも、陰陽のタイプの判別が役立ちます。その人に最適な飲み込み方をサポートできるからです。

陰タイプと陽タイプでは、喉のつくりも若干の違いがあるのではないか、と私は感じています。このことも、今後、十分な検証が必要な事項ですが、おそらく確かではないかと考えています。

陰タイプの人は、首の前側を伸ばすと解放され、喉が開きます。それによって、食べた物や唾液を食道へと適切に落とし込むことができると考えます。

よって、座った状態の陰タイプの人に飲食の介助をする際には、顎を少し上げてもらった状態のところに、スプーンで物を口に運んであげるという従来の方法が適しています。

寝たまま水を飲ませる際には、横向きの状態で、やはり顎を少し上げてもらって、曲がるストローを口に当ててあげるか、スプーンで少しずつ口に入れてあげるとよいと思います。ちなみに、陰タイプの人は真っすぐのストローより曲がるタイプのストローのほうが飲むのが楽です。顎を上げた状態で飲めるからです。

陰タイプの人を誤嚥から守るには、「顎を少し上げた状態で物を飲み込んでもらう」。このことが最大のポイントになります。

一方、陽タイプの人は首の後ろ側を伸ばすと解放され、喉が開きます。よって、陽タイプの人には顎を引いた状態で飲食させてあげることが大切です。

たとえば、介護や医療の現場でよく使われる、ランプのような形をした吸い飲み用のカップがあります。あれは顎を上げて飲むことになるので、陰タイプ用です。陽タイプの人が使うと誤嚥を起こしやすくなるため、使わないほうがよいでしょう。

もしも使用する場合には、いったん口に含んでもらい、そのまま顎を引いてもらってから、ゴックンと飲んでもらうひと手間が必要です。

そんな手間をお願いするくらいならば、現在はストロー付きのカップが販売されています。陽タイプの人には、そちらを用意してあげたほうが、安全です。

座った状態で飲食の介助をする際にも、陽タイプの人の場合は、口に含ませたら、少し顎を引いてもらってからゴックンと飲み込ませること。決して、顎を上げた状態で飲み込ませないことです。これが陽タイプの人を誤嚥から守る最大のポイントです。

なお、寝たままの状態で水を飲ませる場合には、横向きの状態で、顎を少し下げて、ストローを口に当ててあげましょう。陽タイプは、まっすぐのストローを使って下向きで飲むのが、もっとも飲み込みやすい方法です。

ハードなトレーニングで体を痛めることも。自分の体に適したトレーニングでケガを減らす

K－1ファイター 大岩龍矢

私がK－1を始めたのは、大学在学中のことです。卒業後に上京し、プロの格闘家になりました。

お察しのとおり、格闘家のトレーニングは、自分で言うのもなんですが、相当にハードです。キレ、パワー、スタミナ、アジリティ（敏捷性）、すべてを兼ね備える体をつくるために日々、自分を追い込み、史上最強のフィジカルを目指しています。

ただ、ハードゆえにトレーニングで体を痛めることがあります。痛みがあると、トレーニングに支障が出ます。100パーセントの力で体づくりができなくなるのです。

ケガや痛みはすぐにでも体から取り除きたい。そんな思いから、後藤先生の治療院に通い始めました。後藤先生に鍼治療を受けていた格闘家仲間から、「鍼治療は痛いイメージが強いが、まったく痛くないのによく効く」と聞いたからです。

実際、噂以上の効果を実感。その後は、痛みやケガがなくても、体のメンテナンスのため、定期的に鍼治療をお願いしています。

治療に通い始めた頃、おもしろい話を後藤先生がしてくれました。人は、体の動かし方から陰タイプと陽タイプにわけることができる、という話です。

私は陽タイプになります。陽タイプは日本人に多く、かかとで重心をとるタイプ。格闘家である私は、腰で低めに体のバランスをとると、ちょっとやそっとでは倒されないパワーを発揮でき、キックをくり出す際にも体が安定して、力が入るとのこと。最初に話を聞いたとき、自分の体の動きとピッタリあっていて、何から何まで見透かされているようで、とても驚いたのを覚えています。

しかも、ケガをしやすいトレーニングも、「陰陽バランス」を学んでいくと明確になります。

「どんなトレーニングをしていて、ケガをしました?」

と尋ねられて答えると、「それは、陽タイプの人はやらないほうがよい動きだね」というものばかり。陰陽の理に反したトレーニングが原因で、体を痛めてしまう格闘家はとても多いとのことでした。

では、陽タイプである私は、どんなトレーニングがＮＧなのでしょうか。

まず、腕立て伏せがＮＧ。陽タイプは、手首を反り出して地面につけて行うトレーニングをすると、手首を痛めやすくなるそうです。ましてや、「手押し車」はもってのほかのこと。手押し車とは、手首を反り出して地面につけた状態で、人に両足を持ち上げてもらって手で歩くトレーニングです。

この手押し車は、体幹を鍛えるトレーニングとして、私も以前からよくやっていました。腹筋、背筋、太ももの前後、そして三角筋、広背筋もしっかりと使っていくことができ、効果が高いとされています。ところが、陽タイプの人が行うと、手首を痛める原因になりやすいとのことでした。

また、背筋を鍛えるときに、うつ伏せの状態から体を上に反らせる動作も、陽タイプの人が行うと、首や肩、背中などを痛める可能性があります。陰タイプの人には、背中を反らせるトレーニングは効果が高くても、陽タイプの人が行うと、体を痛め、ケガに繋がりやすい。実際、後藤先生と話していると、自分がどんな動作のトレーニングを行ったときに、体を痛めているのかが、よくわかるのです。

私は幼少期に空手を学び、中学・高校ではラグビーに明け暮れていました。愛知県

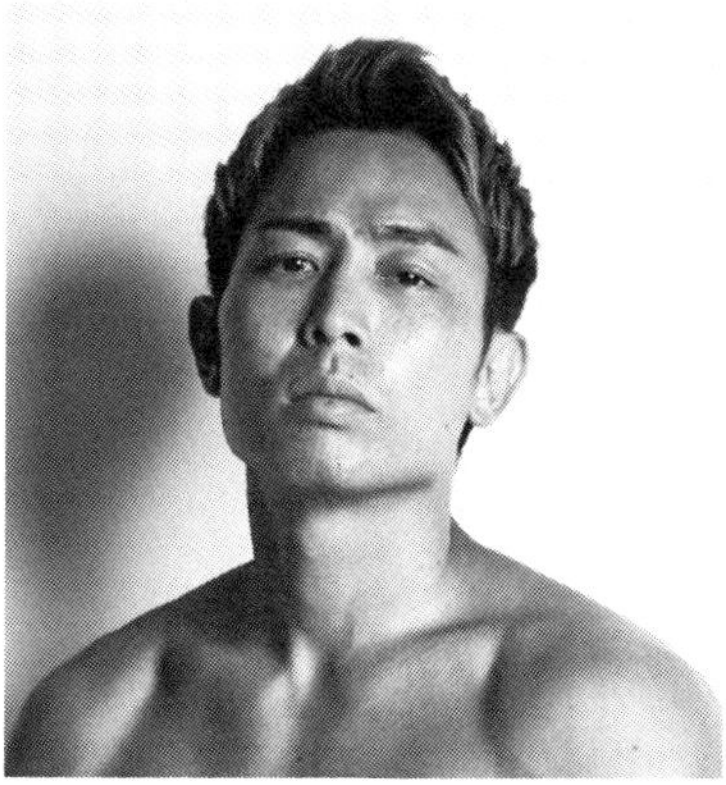

大岩龍矢

格闘家　K-1ファイター

戦績　34戦24勝(9KO)10敗0分(2023年10月18日現在)

獲得タイトル　第4代Bigbangライト級王者、K-1 WORLD GP第5代スーパー・フェザー級王座決定トーナメント第3位。

幼少期に空手を学び、中学・高校試合はラグビーで活躍し、愛知県代表にも選ばれた。大学在学中にキックボクシングを始めて卒業後に上京。2017年からスーパー・フェザー級で戦い、Bigbang横浜武道館大会で勝利し、第4代Bigbangライト級(−61.23kg)王者に就いた。

大岩龍矢/Krush公式サイト/立ち技格闘技イベント/K-1 JAPN GROUP
https://www.k-1.co.jp/krush/fighter/177

の代表選手に選ばれたこともあります。幼い頃から、強くなるために筋トレに熱中してきました。ひたすら強くなるためにがんばっていることが、やり方を間違えると体を痛め、ケガに繋がる可能性が高くなる。しかも、その筋トレにはオーソドックスなものも多い。体を鍛えている人ならば、誰もが当たり前にやっている筋トレに、「やらないほうがよい」ものがあるなんて、驚きでしかありません。

陽タイプは、とくに手首、足首にケガをしやすいとのこと。実際、私も手首と足首を頻繁に痛めていました。ですが、後藤先生に「陰陽バランス」を教えていただいているおかげで、トレーニングでケガをすることが減りました。

また、陽タイプの人が効率よく体を鍛えていける動作もわかるようになりました。

さらに、陽タイプの人が苦手な動作であっても、首、手首、足首、背中、腰などの動かし方に気をつけることで、安全にトレーニングできます。こうしたことを治療のたびに一つひとつ教えてもらえて助かっています。

今日も、陽タイプの自分がもっと強くなるため、トレーニングに励んでいます。

大岩龍矢、これからもK‐1の頂上を目指してがんばっていきます！

第4章

痛みが消える！ 能力が上がる！
日常生活での体の動かし方

肩こり・頭痛が起こらないパソコンの使い方

自分が陰タイプか陽タイプかを理解し、日常生活のなかから体の使い方を変えていくと、不快な痛みやケガが生じにくくなるだけでなく、集中力も高まります。体が楽になるうえ、呼吸が深くなり、陰陽の気の流れもよくなるためです。

たとえば、仕事や勉強にパソコンを使っている人は多いでしょう。長時間パソコンに向かっていると、どうしても肩が凝ってきます。それでもがんばっていると、今度は頭痛が起こってきたりします。

こうした痛みが生じるのは、自分の体の理に反したパソコンの使い方をしている証拠。そもそも、陰タイプと陽タイプでは体に合うパソコンは違っています。

陰タイプの人に最適なパソコンはデスクトップです。デスクトップのパソコンは、モニターの位置が高いので、モニターを見ているときに顎が下がらずにすみます。陰タイプの首が解放されるのは、顎を上げ、首の前側が伸びているとき。反対に顎を下げ、首の前側を縮めた姿勢を続けると、肩や首に痛みが現れます。

パソコンを使用するときの座り方も重要です。イスには、背筋を正して座り、背もたれに寄りかからないこと。足は前方に出し、足首を伸ばしましょう。この座り方が、陰タイプの体がもっともリラックスし、集中力が高まる体勢です。

とはいえ、陰タイプでノートパソコンを愛用している人は多いでしょう。陰タイプの人がノートパソコンを使う最大の問題点は、モニターの位置が低くなるので視線が下がること。すると自ずと顎も下がり、首の前側が圧迫されます。首の前側が圧迫されると、陰タイプの人は呼吸が浅くなります。しかも、陰の気は下から上に流れているため、首を圧迫すると、脳の働きも低下します。こうしたことによって肩こりや頭痛が起こりやすくなるのです。

では、どうするとよいでしょうか。

第一に、ノートパソコン用のスタンドを使うことをおすすめします。パソコンスタンドを使うと、モニターの位置を高くできて視線が上がるので、首の前側が圧迫されるのを防げます。

第二には、パソコンをなるべく遠くに置きましょう。そうすると、モニターから顔が離れる分、顎が下がり過ぎずにすみます。

ただし、キーボードが遠くて使いにくくなります。このときには、ブルートゥースで繋ぐキーボードを利用してもよいと思います。モニターは遠めに置き、キーボードは使いやすい位置に置くことで、体に与えるストレスは大幅に軽減できます。

一方、陽タイプの人に最適なのはノートパソコンです。視線を下げて使えるため、顎が下がります。すると、陽である首の後ろ側が解放されて安定するのです。

陽タイプの人が気をつけたいのは姿勢です。

おそらく陽タイプの人は、パソコンを使っていると、背中が丸まり、イスの背もたれに寄りかかっているのではないでしょうか。

あるいは、イスからずり落ちそうな姿勢で、イスの背もたれに寄りかかっているかもしれません。そのとき、顎を引き、足はイスの下のほうに曲げていることが多いでしょう。

世間一般には、「姿勢が悪い」「だらしがない」といわれる状態です。

人は、気を抜くと、自然と自分にとって楽な姿勢になるものです。陽タイプの人にとっては、そうした姿勢のときに呼吸も深く、気の流れもよくなり、集中できます。だからそれでよいのです。肩こりもしにくく、頭痛も防げます。

ところが、「姿勢の悪さが、肩こりの原因」という第三者の意見を真に受けて背筋を正してパソコンを使っていると、肩こりや頭痛が起こってくることになりかねません。

周りの人も注意が必要です。身近に背中を丸めてパソコンを使っている人がいたら、「だらけるな」「姿勢をよくしなさい」と注意したくなるでしょう。人を正そうとすれば、ケガや痛みを誘発する「第三者の介入」を、あなた自身が行うことになってしまいます。相手はだらけているのではなく、もっとも集中しやすい姿勢でパソコンを使っているに過ぎないのです。

なお、陽タイプの人がデスクトップを使う場合はどうするとよいでしょうか。この場合には、できるだけパソコンから体を離し、顎を引いた状態でモニターを見るようにしましょう。そうすると、肩こりや頭痛を防げるでしょう。

陰タイプは前方に、陽タイプは後方に座ろう

先日、大きな会社に勤める20代男性が鍼治療に来られました。

会社で総会があったのですが、そのあとから首の痛みが強くなったとのこと。その会社には、ひな壇状になった客席を持つホールがあるのですが、若手は前方に座るよう指示されました。

彼は、陽タイプです。陽タイプの人にとって、低い客席から高い檀上を見上げて長時間を過ごすのは、ストレスが大きくなります。陽である首の後ろ側が圧迫され続けてしまうからです。こうなると、気の流れが悪くなり、呼吸も浅くなります。

しかも、会社の総会で前列に座っているとなれば、姿勢を正す必要もあります。彼は「早く終わらないか」と思うばかりで集中できず、しまいにはそわそわしてきて、総会が終わったときには肩と首に痛みが出ていたとのことでした。

こんな経験のある人は多いのではないでしょうか。集中して人の話を聞くためには、

座る位置が重要です。陰と陽、自分の体に適した場所を選ぶことで、集中して意欲的にその時間を過ごせます。肩こりや首の痛みの予防にもなります。

陽タイプの人は、顎を引いて壇上を見られる位置がベストポジションです。そのためには、なるべく後方がおすすめ。特にひな壇状のホールなどでは、真ん中より後ろがよいでしょう。

会議やセミナーなど、平坦な床にイスを並べた会場の場合も、後方を選びましょう。顎を引いた状態で前方を見ることができるからです。

ところが、開催者は参加者をなるべく前に座らせようとする。これは、陽の人にとって酷なことです。呼吸が浅くなるので集中して話を聞けず、眠たくなってくるでしょう。それは、開催者にとっても不本意なはずです。

一方、陰タイプの人は、前方がおすすめです。顎を上げた状態で前を見られるので、陰である首の前側が解放されるからです。それによって集中力も上がりますし、肩や首の痛みを予防できます。

では、自分の体に反する位置に座らなければいけないときには、どうしたらよいでしょう。

総会や会議などでは、自分の体の理に叶うような姿勢を取ることもできません。陽タイプの人がイスからずり落ちるように座っていたら、周りに最悪の印象を与えかねないでしょう。

この場合、できる範囲でよいので、最適な姿勢を取ることです。

陽タイプの人が前方に座るときには、背中はノーマルポジションをキープし、決して反らさないこと。そのうえで、できる範囲で顎を引くことです。太ももにのせた両手は、手のひらを上に向けておけば、陽である手首の後ろ側を解放できます。足は自分の体のほうに引き、足首が曲がった状態にしておくと足首も解放できるでしょう。

一方、陰の人が後方に座らなければいけないときには、姿勢を正し、できる範囲で顎を上げておくことです。

私の治療院には、芸能界で活躍するタレントさんも通ってきてくれています。ある陰タイプのタレントさんは、肩こりがひどく、日常的な頭痛に悩まされていました。

話を聞いていると、理由の一つが、収録中のモニターにあることがわかりました。

バラエティー番組などでは、モニターが下に置かれることが多く、ＶＴＲを見るときには、下を向くことになります。陽タイプの人にとっては何の問題もない下を向いて動画を見続ける動作は、陰タイプの体には、大きなストレスとなるのです。

そこで、そのタレントさんには、モニターを見るとき、気持ちだけでもよいので意識して顎を上げるように伝えています。それだけでも、肩こりはずいぶん起こりにくくなるのです。


ちなみに、映画館も、ひな壇状の席に座って前のスクリーンを見ます。

映画館の席は、自由に選べますから、「リラックスして楽しめる」と感じる席を選んでいるでしょう。その「リラックスできる」という感覚は陰と陽で違っています。

ではあなたは、いつもどの辺りの席を選びますか？

視線を上げてスクリーンを見る前方の席をよく選ぶ人は、陰タイプ。

中央から後ろのほう、視線を下げて見る位置によく座る人は、陽タイプ。

どの辺りの席をよく選ぶかで、陰陽のタイプもある程度わかるのです。

能力を高める！　陰陽別・深呼吸の方法

周りの人が陰タイプか陽タイプかは、顎の角度を見ているとだいたいわかります。顎がやや上がり気味の人は陰、引き気味の人は陽である可能性が高くなります。それが呼吸を楽にできる位置だからです。

陰タイプは、頸部の前側を解放しているときに呼吸がしやすいので、自然と顎が上がり気味になります。反対に陽タイプは、頸部の後ろ側を解放しているときに呼吸がしやすいので、自然と顎が引き気味になります。

そうして、自分がもっとも呼吸をしやすいように首に角度をつけているのです。

呼吸は、人生のパフォーマンスを上げるうえでも、非常に重要な要素です。私たちの体は、呼吸から得た酸素を使ってエネルギーを産生しています。その量が多いほど、日々をパワフルに過ごせます。脳の働きも活性化します。集中力、意欲、記憶力など脳のあらゆる活動には、大量のエネルギーが必要なのです。

しかも深呼吸をすれば、筋肉などの緊張も和らぎます。血流が促進してエネルギー産生量が増えるうえ、筋肉内で生じやすい疲労物質の蓄積を防いでくれるからです。肩や首に痛みを感じている人は特に深呼吸を何度もくり返しましょう。

さらに、緊張時などに深呼吸をすれば、リラックス効果を得られます。自律神経の働きが整うからです。

リラックス効果を高める深呼吸の方法も、陰陽のタイプ別で最適な方法が違います。

◎陰タイプ深呼吸法
顎を上げて鼻からたっぷり吸い込んだら、顎を上げたままゆっくり吐き出す。

◎陽タイプ深呼吸法
顎を引いて鼻からたっぷり吸い込んだら、顎を引いたままゆっくり吐き出す。

通常、深呼吸の方法は「顎を上げて吸い込み、顎を引いて吐き出す」と紹介されます。ですが、空気をたっぷりと吸い込み、酸素を体中にめぐらせるには、陰陽のタイプによって深呼吸の方法を変えることが大切です。この方法で深呼吸をすると、緊張を和らげ、痛みを防ぎ、能力を高めることに役立つでしょう。

陽タイプは高さのある枕、陰タイプは枕なしでよい

日々のパフォーマンスを上げるために、睡眠の質の向上は欠かせない問題です。そして、熟睡のために枕は重要なアイテムです。

枕も、陰陽のタイプ別で最適な高さが違ってきます。枕の高さによって顎の位置が変わってくるからです。

ではなぜ、顎の位置が睡眠の質にかかわってくるのでしょうか。

睡眠中に深くてゆっくりとした呼吸ができるからです。脳は睡眠中もたくさんのエネルギーを必要とします。そこで、呼吸によって十分な酸素を取り込めるかどうかが、睡眠の質に大きく関与してくるのです。

陰タイプに最適なのは、低い枕です。むしろ、陰タイプの人は枕を使わなくてもよいくらいです。枕を使わずに仰向けになると、自然と顎が上がります。横向きになっても顎を上げ気味で眠ることができます。顎を上げた状態で眠ることができると、陰

タイプの人は睡眠中も深い呼吸ができ、酸素を十分に取り込むことができます。

一方、陽タイプに最適なのは、高めの枕。高さのある枕に頭をのせると、自然と顎が下がります。顎を引いて眠れる高い枕は、陽タイプの人が深くてゆっくりとした呼吸を保つうえで最適です。

江戸時代、日本人は高枕（箱枕とも）という高くて硬い枕で寝ていました。結った髪形を崩さないためとされていますが、あの枕が普及したのは、日本人の大半が陽タイプだったからと推測できます。陽タイプは枕が高いほうが熟睡できるのです。そうでなければ、いくら必要な形だったとしても、高枕が一般化するはずがありません。

一方、当時の陰タイプの人は大変だったはずです。髪形は崩したくはないが、高枕では熟睡しにくい。横向きで顎を上げ気味に寝るなど工夫が必要だったでしょう。

私も陰陽のタイプを研究する以前は、いろいろな枕を試していました。

整形外科の医師が考案したという1つ2万円ほどするオーダーの枕も使ったことがあります。しかし、残念なことに私には適さず、熟睡は得られませんでした。

最近は、ショッピングモールなどにもオーダーの枕屋さんが入っています。それほど、睡眠に悩み、良眠を得たい人が多くなっているのでしょう。

しかし、陰陽のタイプがわかれば、自分に最適な枕選びは簡単なのです。


ところが、最近は、「陰タイプの人は低い枕、もしくは枕なし。陽タイプは高さのある枕」という私の定義が通用しないことが多くなりました。

理由は、巻き肩の人が増えているためです。

人間の体はもともと、仰向けで寝ると布団と体の間にすき間ができる箇所が少しずつあります。ここを埋めてあげると、寝心地が格段によくなります。

特に肩は重要です。巻き肩の人は、肩が布団から浮いた形となり、すき間が大きくなります。肩が重力に反する形になるのです。体は重力に従いたいのに、肩はそれができないために力が入り、入眠が妨げられます。しかも、肩こりや首の痛みに繋がります。起床後に肩こりがしているのは、多くの場合、巻き肩が原因です。

そこで、巻き肩の人もすんなり入眠できる安眠枕のつくり方を左ページに紹介します。ぜひ、お試しください。睡眠の質の向上に役立つことでしょう。

巻き肩の人必見！　簡単につくれる安眠枕

巻き肩の人は、布団と肩の間にすき間がある！

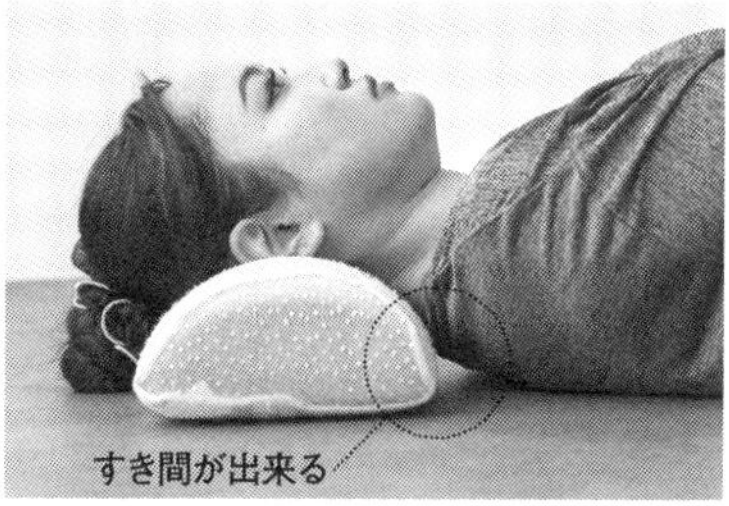

布団と肩の間のすき間が安眠を妨げ、起床後の肩こりや頭痛を起こしていることが多い。このすき間を埋めることが大事。

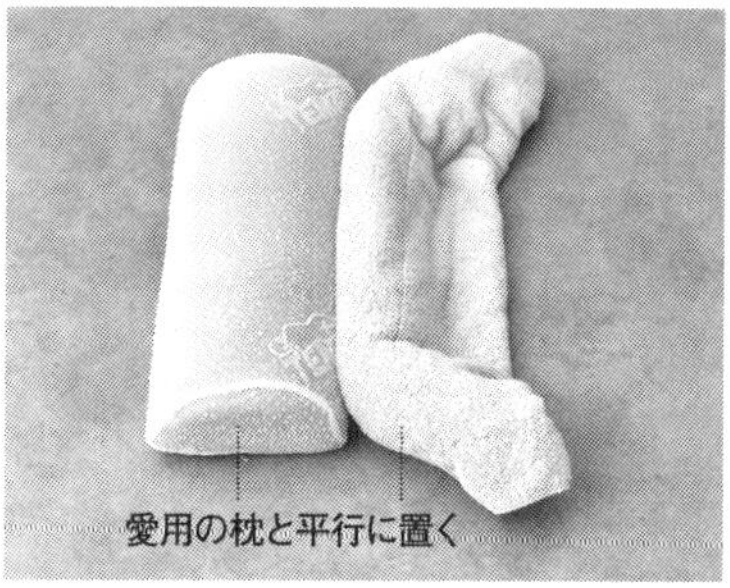

【安眠枕のつくり方】

❶ 大判のバスタオルを用意する。厚みのあるひざ掛けなどでもOK。
❷ クルクルと巻く。
❸ 愛用の枕と平行に②を置き、「ブーメラン」形にする。
❹ 両肩の下にバスタオルの端を入れ込む。これによって、首のすき間と肩が安定し、入眠しやすくなる。

安眠枕を使うと入眠しやすくなる

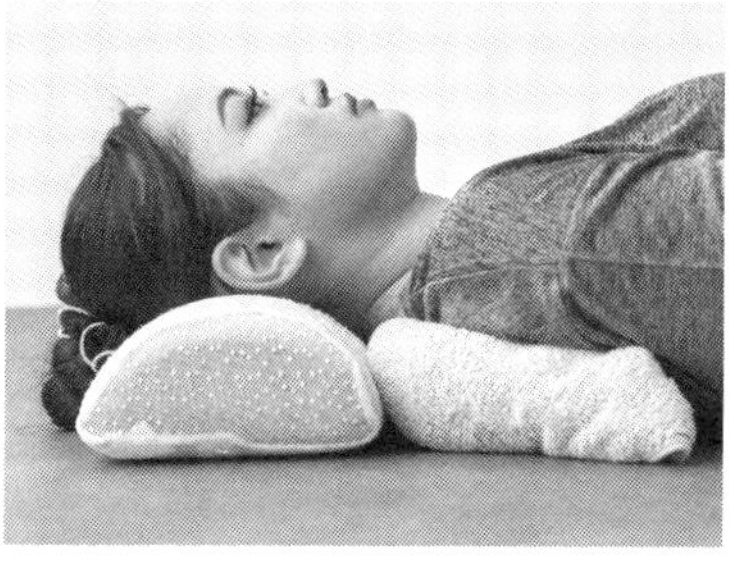

●首と肩が安定することで体がふんわり包まれている心地がし、気分が落ち着き、入眠しやすくなる。バスタオルなので寝返りを打っても邪魔にならない。

●陽タイプの人が枕を高くしたい場合には、枕の上に折りたたんだバスタオルを置いて高さを調整すると、自分にあった枕を、お金をかけずにつくれる。

首のシワ対策が肩や首の痛みを引き起こす

第3章で、ケガや痛みは第三者の介入によって起こってくるとお伝えしました。睡眠においても、注意したいことがあります。

特に気をつけていただきたいのは女性。そして、美容に関心の高い男性です。よくいわれる美容情報に、「首にシワをつくらないためには、枕を使わないほうがよい」あるいは、「ぺしゃんこの低い枕がよい」というものがあります。

加齢とともに深くなっていく首のシワは、年齢を映し出すとして嫌われがちです。

しかし、この情報は、陰タイプの人のものです。陽タイプの体には適しません。

陽タイプの人が実践してしまうと、顎が上がった状態で眠ることになります。陽タイプは、頸部の後ろ側が縮むと呼吸がしにくくなります。そのため、睡眠が妨げられますし、起床後に顔がむくみやすくなります。

また、肩こりや首の痛みにも繋がります。枕を使わなかったために、朝起きたら寝違えていたということも起こってくるでしょう。寝違えによって起こる痛みはかなり強く、しばらく続きます。

さらに、首には自律神経が通っています。自分の体の理に反した姿勢で寝ることは、自律神経の働きを妨げることにもなるのです。そうなると、メンタルの不調にも繋がっていきます。

ちなみに、横向きで眠ることも、首のシワ対策としては禁忌《きんき》とのこと。ですが、陽タイプの人は、横を向いて顎を引き、体を丸めるようにして寝ると熟睡しやすくなります。私も自分が陽タイプと知ってからは、この体勢で眠ることが多くなりました。熟睡するためには、睡眠時の体勢が非常に重要なのです。

枕をどうするかは、首にシワをつくりたくない人には究極の選択となってしまうでしょう。首にシワができても、健康で痛みのないパワフルな人生を選ぶか、首や肩の痛みを我慢してでも首のシワを避けるか、あるいは痛みが出たらそのとき対処すればよいと割り切るのか、決めるのは自分自身です。たかが枕といっても、健康に大きな影響を及ぼす重要な選択がそこにはあるのです。

眠気をスッキリとる昼寝の仕方

昼間の短時間睡眠は、午後の活動のパフォーマンスを高めてくれます。

仕事中、眠気を感じたら、イスに座ったまま10分程度軽く寝るだけで、リフレッシュします。それによって集中力が高まり、仕事や学習の効率がよくなります。

ただし、昼寝の効果を最大限に得るためには、体勢が大事になってきます。

では、昼寝から最大の効果を得るには、どのような体勢がよいでしょうか。

仕事中にデスクで仮眠することを想定してお伝えします。

デスクで仮眠をとるとき、デスクに置いた両手を枕にする人が多いでしょう。陰タイプ陽タイプともにここまでは同じです。

陰タイプの人は、両手の上に顎をのせて前向きで寝る。もしくは、顔を倒して横向きに寝る。この体勢で仮眠をすると呼吸を妨げることがなく、眠気は短時間でスッキリとれると思います。

陽タイプの人は、両手の上におでこをのせ、下向きになってみてください。こうすると、頸部の後ろが伸びて解放され、呼吸が妨げられずに仮眠を取れます。

ちなみに、電車やバスの中で寝ることもあるでしょう。そのふとした姿にも、陰タイプと陽タイプの違いが現れています。

座席にもたれ、首を後ろに倒して寝ている人がいたら、おそらく陰タイプです。頸部の前側を解放させて寝ている状態です。

あの寝姿を見ると、陽タイプの人は「首が痛くなりそう」と感じます。しかし、陰タイプの人には首を後ろに倒して寝るのが心地よいのです。

一方、カバンを抱えるようにして背中を丸め、頭を下げて寝ている人がいたら、たぶん陽タイプです。陽タイプの人は頸部の後ろ側を解放し、体を縮めるような体勢になるとリラックスします。陰タイプの人からすると、「苦しそう」と見えるかもしれません。しかし、陽タイプの人にとっては、首を前に倒した状態で寝る車内での時間は、とても心地よいものなのです。

ただし、ときに、自分のタイプと反対の寝方を無意識にしてしまうこともあります。その場合、首を痛めやすいので注意してください。

陽タイプの女性はヒールをなるべく避けて

歩くことは、人の基本行動の一つです。歩くことに痛みを感じるようになると、行動範囲が狭くなります。また、運動不足にもなり、身体的にも精神的にも悪影響をもたらします。だからこそ、痛みを生まない靴を選ぶことは、健康的に生活していくうえでもっとも重要なことの一つになります。

私もこの本を書くにあたり、陽タイプの自分がつま先重心で歩いていたら、どのような身体的な影響を受けるのかと実験してみました。すると、たった一日試しただけで、脚がパンパンにむくみ、腰が痛くなりました。

「おしゃれは我慢」と言う人がいますが、我慢は痛みを生みます。

痛みは、メンタル面にも悪影響を及ぼし、行動を停滞させます。それならば、我慢をせず、痛みを生まないおしゃれを目指したほうが、よほど人生を楽しめるのではないでしょうか。

陽タイプの女性には、できる限り、ヒールのない靴を選ぶことをおすすめします。実際、ヒールをがんばって履いていたために、ひどい腰痛症になって私の治療院に通っている女性たちが大勢います。捻挫をして足首を痛めてしまう人もいます。ヒールはなるべく履かないという選択をすることで防げる痛みは多いのです。

ただ、仕事やフォーマルな会に参加する場合など、どうしてもヒールを履かなければいけないこともあるでしょう。その場合、私は患者さんたちに、会場でだけヒールを履き、行き帰りはフラットな靴に履きかえるように伝えています。

では、陽タイプの人はどのような靴を選ぶと足を痛めずにすむでしょうか。自分の足にあう靴であることが第一。そこを基本としたうえで、ソールは平坦で、幅広で、甲の高い靴から探していくとよいでしょう。これは男女ともに共通します。

一方、陰タイプには、足の幅が狭く、甲も低い人の多い傾向があります。幅の狭い靴を選んだほうが足にフィットして歩きやすいでしょう。また、つま先重心で歩くので、女性はヒールの高い靴を選んでも、痛みを感じにくいはずです。

掃除機は陰タイプの人に適した道具

日常生活のなかの多くの動作は、陰タイプの人に適した動作と、陽タイプの人に適した動作にはっきり分けられます。

第1章でもお話ししていますが、私たちが日々行う動作の一つに、「押す」と「引く」があります。これを陰陽で表すと、「押す」が陰で、「引く」が陽です。何かを押すとき、体が伸びます。体を「伸ばす」のは陰の動作です。反対に引くときには、体が縮みます。「縮む」のは陽の動作です。

具体的には、掃除機は陰タイプの人に適した道具です。ヘッドを前に押し出すときにゴミを吸い込む機能を掃除機は持っているからです。

では、掃除機のヘッドを押し出したとき、どのような体勢になっているかを見てください。手首は手のひら側が伸びます。脇はしまり、つま先重心になって前傾姿勢になり、背中が伸びます。それでは前が見えないので、顎が上がります。この体勢でヘッドを押し出していくと、掃除機は本来のパワーが発揮されるように設計されています。つまりは、掃除機は陰タイプの動きに合わせてつくられた道具とわかります。

一方、陽タイプの人はどうでしょうか。

掃除機は、自分の体の理に反する道具です。陽タイプの人は、体を引いたときに安定するからです。ですが、現代の生活で掃除機は欠かせない道具となっています。

では、陽タイプの人が陰タイプの人と同じように、掃除機がけを正しいフォームで行っていると、何が起こるでしょうか。腰痛症になる可能性が高まります。

インターネットなどにも、「掃除機の正しいかけ方」が紹介されています。ですが、その方法とは陰タイプの体に適したものであり、それを陽タイプの人が日々くり返していると、腰を痛める原因になってしまうのです。

そこで、陽タイプの人は、腰に痛みを感じないように、なんとなく体の使い方を工夫して掃除機を使っていることでしょう。それは、「体をなるべく伸ばさずにかける」という方法です。

陽タイプの人はかかとで重心を取っているので、そもそも体を前に倒すという動作が苦手です。陰タイプの人のように、きれいな前傾姿勢で掃除機がけをしていると、腰が痛くなってきます。そのため、背中は倒さずにやや丸め、膝をゆるめ、ヘッドの動かし方は小さく、自分の体のわきで掃除機をかけているのではないでしょうか。

手は、手首が前に曲がる形で持ち手をつかんでいるとも思います。そのとき、顎は引き気味になっているでしょう。

ただ、そうした方法では掃除機本来のパワーが発揮されません。せっかく掃除機をかけても、「なんだかすっきりきれいになった気がしない」という感覚が残ることも多いのではないでしょうか。

しかも、陽タイプの掃除機のかけ方は、周りには「やる気がなさそう」「適当にやっている」とも見えがちです。

「もっと、腰をしっかり入れてやらないと、きれいにならないわよ」「怠けていないで、きちんと掃除機をかけて」などと言われてしまったりするのです。

しかし、決してやる気がないわけではないのです。陽タイプの体の理に叶った方法で、陰タイプの道具を使っていると、そういうフォームになってしまう。ただ、それだけです。陽タイプの人にとっては、自分の体を守りつつ、日々のやるべきことをしているだけのことです。

ところが人は、相手の見た目で「がんばっているか」「怠けているか」を判断します。この第三者の介入こそが、痛みの原因です。

これはあらゆることに共通します。自分の体の理に反した動作は、周りに違和感を覚えさせます。しかし、周りが「正しさ」を求めれば、その人にケガをさせる原因にもなります。

現代の生活には陰タイプのものが多くなっています。陰タイプの道具を陽タイプの人が使っていると、どうしても怠けているように見えやすい。この点において、現代の生活では、陽タイプは損をしやすいといえるでしょう。だからといって陽タイプの人が「正しさ」を受け入れてがんばってしまうと、肩と腰に痛みが出てきます。陽タイプの人は、肩と腰がウィークポイントなのです。

雑巾とほうきは陽タイプの人に適した道具

陽タイプの体に適した掃除法は、雑巾がけです。

「雑巾がけは全身運動」ともいいますが、陽タイプの人にとっては最良の筋トレにもなるでしょう。四つんばいになり、体を丸め、顎を引いて行うので、体に負担をかけずに腕や腹筋、脚など全身の筋肉を使うことができます。

ジムに行くと、陰タイプ用の道具ばかりで体はストレスを感じますが、その時間で家の床を雑巾がけしていれば、家がきれいになるうえ体を安全に鍛えることができて、一石二鳥です。

反対に、陰タイプの体には雑巾がけは適さない動作です。体を縮める動作が陰タイプは苦手です。ですから、陰タイプの人は雑巾がけをあまりがんばらないことです。

陰タイプの人が大半を占める欧米は土足文化で、雑巾がけをする習慣がありません。そもそも欧米人は雑巾がけができないといいます。四つんばいになって前進しようとすると、フラフラしてまっすぐ前に進めないのだそうです。これは、民族的に雑巾がけの文化がなかっただけでなく、陰タイプの体に適さない動作であることが大きいのだろうと私は考えます。

一方、欧米では、床掃除はモップで行います。日本でも、モップやフローリングワイパーを使う家庭が多くなりました。陰タイプの人にとって雑巾がけは体を痛める原因になりやすいため、モップやフローリングワイパーを活用したほうが無難です。

なお、雑巾とともに、日本のほうきも陽タイプ用の道具です。畳の目にそって奥から手前に引き寄せて掃いていくとき、体を縮める動作になります。

最近は、ほうきを使う人が再び増えてきていると聞きます。リーズナブルで静かで、四隅まできれいにゴミを掃き出せると人気だそうです。

そんなブームの裏には、掃除機がけに対して無意識にもストレスを感じてきた陽タイプの人の「ほうきのほうが、ずっと楽に掃除を楽しめる！」という気づきがあるのかもしれません。

陰タイプは洋式トイレ、陽タイプは和式トイレが向いている

第1章でもお話ししていますが、洋式トイレは陰タイプに適した形状です。洋式トイレも欧米から入ってきたもので、古代ローマ時代の史料を見ると、その時代から座って用を足していたことがわかります。

陰タイプの人が力みやすいのは、次のようなポーズ。洋式トイレに座ったら足をやや前に出し、足首の角度を90度以上にし、顎をやや上げ、背中を伸ばし、上のほうを見上げる。こうすると力みやすく、排便もスムーズでしょう。

一方、陽タイプにとっては、日本古来のしゃがんでする和式トイレのほうが体に適しています。体を縮め、顎を引き、足首を曲げて用を足すスタイルのほうが、力みやすいのです。

反対に、洋式トイレは排便しにくい形状です。現在、便秘症になる人が非常に多くなっています。便秘は、腸の動きが低下することで大便が腸に長くとどまってしまう

ことが原因とされています。便が硬くなって出にくくなってしまうのです。

ここに加えて、洋式トイレの普及も便秘症の一因ではないかと思います。

だからといって、自宅のトイレを和式トイレにリフォームするのは困難です。しゃがんでしたあとに立ち上がるのが大変、という人も多いでしょう。

そこで陽タイプの人におすすめなのが、トイレ用のサポート踏み台です。高さのある踏み台に足を置き、洋式トイレに座ると、膝が曲がり、体が縮みます。頭が下がり、顎を引けます。足首も前側に曲がるので後ろ側が解放されます。これによって力みやすくなるのです。便秘症で悩んでいる人は、試してみる価値は高いと思います。

踏み台を使わない場合は、次のような姿勢を意識するとよいでしょう。「膝を曲げて足をやや後方の床につける。なるべく体を縮めて、顎を引く」。こうすると首と足首が解放されて、力みやすくなるはずです。

それとともに、食物繊維と水分をしっかりとるなどの対策を講じることで、便秘症は改善していくと期待できます。

ちなみに、陰タイプの体にはサポート踏み台は適しません。「便秘改善によいかも」と使用すると、かえって排便しにくくなるので注意しましょう。

ゴルフクラブの握り方も陰陽で変えよう

スポーツも陰陽のタイプで体の使い方を変えると、ケガを予防できるうえ、上達します。

たとえば、ゴルフ。構え方については第2章で示したので、ここではグリップの握り方についてお話しします。握り方には、フィンガーグリップとパームグリップがあります。陰タイプの人に適しているのは、指先で握るフィンガーグリップ。陽タイプは手のひらで握るパームグリップが安定します。

私の知人にレストランのオーナーシェフがいます。彼は腰痛症と肩こりの治療のために、私の治療院に通っていました。彼は陽タイプです。

話を聞いていると、ゴルフのコースを回ると、翌日に痛みが強くなることが判明。しかも、「指も痛む」といいます。「もしや」とグリップの握り方を尋ねると、フィンガーグリップだったのです。彼は、プロゴルファーのレッスンを受けていて、指先から握るよう指導されていたのでした。欧州発祥のスポーツであるゴルフでプロになる人は、やはり陰タイプが多く、指導法も陰タイプの人用のものになっています。

そこで、パームグリップに変えてもらうと、指の痛みはあっという間に消えました。

どんなスポーツをするにしても、「プロが教えることは正しい」と思い込まないこと。そのプロが自分と反対のタイプだった場合、教えてもらうことは自分の体の理に反する動作が多くなります。痛みが出たときには、「自分のやり方が悪い」と考えるのではなく、「体の理に反した動きをしている」という視点から原因を探ることが大切です。


また、テニスも陰陽のタイプで体の使い方を変えたほうがよいスポーツです。

テニスの基本となるフォアハンドは、ボールを打ち返すときに腕が体のほうに縮みます。「縮む」のは陽タイプに適した動作です。反対に陰タイプの人は肘や膝を痛めないよう注意が必要です。

一方、腕を伸ばして打つバックハンドは、陰タイプが得意な打ち方です。反対に陽タイプの人は無理をすると手首を痛めやすいでしょう。この場合、利き手ではないほうの手でグリップをしっかり支えるなどして、利き手に負担をかけないよう工夫をすると、ラケットが安定するはずです。

座り方を変えるだけで、子どもの能力は上がる

「陰陽バランス」を教育の現場にも導入していってほしいと願っています。それによって、子どもたちが学校生活を過ごしやすくなり、集中して意欲的に勉強できるようになると期待できるからです。

学校での集団行動は、多くの場面でその子の体の理に反する動きを強制しがちです。たとえば、全校集会や学年集会では、子どもたちを床に体育座りさせるでしょう。体を縮めて座る体育座りは、そもそも陽タイプの座り方です。ところが学校では、体育座りの体勢で、顔を上げて前を向かせます。顎を上げる姿勢は、陰タイプの首を安定させますが、陽タイプの首は不安定にさせます。

つまり、体育座りで前を向かせるというのは、誰にとっても集中できる体勢ではないのです。当然、子どもたちは「早く終わらないかな」と落ち着かなくなります。と

ころが先生たちは、「しっかり前を向きなさい」「話をきちんと聞きなさい」と叱る。それは、あまりに理不尽です。

もしも、先生が自分の話を子どもたちに届けたいと願うならば、「自由な姿勢で座っていいよ」と言うべきです。体がリラックスした状態にあってこそ、人の話を集中して聴けるもの。「好きに座っていいよ」と言われれば、子どもたちは自分の体に適した座り方を自然と選択するはずです。

また、学校では下を向いていると、「話を聞いていない」といわれることが多くなります。しかし、前を向いているか下を向いているかは、集中しているか否かの違いではなく、陰陽の違いであることも大きいでしょう。陰タイプの子は顎を上げて前を見るのが苦になりませんが、陽タイプの子は、顎を引いておきたいので、どうしても下を向きやすくなります。

首を解放させられないと、呼吸が浅くなります。呼吸が浅くなれば、血中の酸素濃度も下がります。その状態で脳を活性化させるのは不可能です。

そうだというのに、下を向いているだけで叱られてしまったら、まじめな子ほど学校生活に窮屈さやストレスを感じるはずです。大人はたかが「座り方」と思うかもしれませんが、強制される子どもの負担は計り知れないのです。

教室での座る位置も重要と私は考えています。

陰タイプの子は前のほうが集中でき、陽タイプは後ろのほうが集中できます。その理由は、黒板を見るときの首の角度にあります。

また、陰タイプの子は基本、顎を上げておきたいので、前を向いているほうが集中できますが、陽タイプの子は、顎を引いておきたいので、先生の顔を見ているよりも机を見ているほうが集中できます。

そのため、陰タイプの子は「やる気がある」、陽タイプの子は「話をきちんと聞かない」というレッテルを貼られてしまうこともあるでしょう。しかし、陽タイプの子が下を向きがちなのは、そういう体をしているだけのことです。

ここを大人が理解することが、子どもの健やかな成長には欠かせません。

さらに、小学校低学年の教室にはよく「正しい座り方」というポスターが貼られています。背筋を正し、背もたれに寄りかからず、足をきれいにそろえて座っている子どもの写真です。

あの座り方は、陰タイプのものです。陰タイプの子は自然にできても、陽タイプの子はだんだん苦痛になっていきます。45分間という長時間座らされていれば、そわそわもしてくるでしょう。

「ジッと座れない子が増えている」と最近よく言われます。事実、座っていることが苦手な発達障害の子どもは増えています。ですが、学校の硬いイスに、自分の体の理に反する座り方をさせられていることで、そわそわしてしまう子も多いはずです。

子どもの「困った行動」とされる原因のなかには、体の理に反する動きを大人が強制していることもあるはずです。

反対に、大人が陰陽バランスを理解し、教育に取り入れることができれば、子どもはもっと楽に学校生活を送ることができて、意欲的に学習できるはずなのです。

鉛筆の持ち方を矯正する必要はない

現在、子育て中の人、そして将来子どもが欲しいと思っている人も、「陰陽バランス」を理解しておくと、子どもをのびのび育てていけるでしょう。

というのも、陰タイプの親は、陽タイプの子がすることに違和感を覚えることが多いからです。反対もまた同じです。自分のやり方が正しいと思っていると、異なるやり方をする子どもに「こうやるんだよ」と教えたくなります。

それがケガや痛みを生む「第三者の介入」となります。しかも親の介入は、やり方を間違えると子どもの意欲を奪ってしまうことがあります。

たとえばよくあるケースでは、陽タイプの子どもの鉛筆の持ち方を、親が「正そう」とすることです。

第2章でも紹介しましたが、「正しい」とされている鉛筆の持ち方は、陰タイプのものです。ところが世間では、「きれいな字を書くには、鉛筆の持ち方が大切」といいます。その意見を真に受けて親が矯正しようとがんばってしまうと、子どもは勉強がイヤになってしまうかもしれません。鉛筆を持つのが苦痛になるからです。

陽タイプの子が鉛筆を持つと、ペン先が自分と反対方向を向くように自然となります。それが陽タイプの手首にはもっとも安定する持ち方なのです。つまり、集中できる鉛筆の持ち方です。その状態で文字を書けるのであれば、何も注意する必要はないのでしょう。ところが、無理やり正そうとしてしまうと、手首にじわじわと負担をかけ、将来的に腱鞘炎など、手首を痛めることになりかねません。しかも、手首が安定しなければ、学習時の集中力も続かないのです。

また、食事中の姿勢も注意しないことです。陰タイプの子は自然と姿勢よく食べると思いますが、陽タイプの子は背中を丸めているときに安定し、リラックスします。その状態でご飯をおいしく食べたいのです。

「姿勢が悪いとヘンなところに入っていきそう」と心配する親もいますが、陽タイプの子は背中を丸めているときのほうが呼吸は安定し、食道もきちんと開き、食べ物が気道に入ってしまうような誤嚥も防げるだろうと私は考えています。

鍼灸師、マッサージ師に伝えたいこと

本書は、鍼灸師やマッサージ師の方々にもぜひ読んでいただきたい。人の痛みがどのように生じるのか、理解しやすくなるからです。通院している人たちに、痛みが出にくい体の動かし方をアドバイスできれば、現在の不調の改善に役立てていけます。

また、日々の施術によって起こってくる、ご自身の手の痛みや肩こり、腰痛を予防できます。私のように手首を疲労骨折することも防げます。

多くの人の体を癒す大切な手です。仕事を続けていくには、自分の手首や体に負担をかけないような施術の方法を習得することが大事でしょう。

そこで改めて35ページの「手首の陰陽の鑑別」を見てください。

まず、ノーマルポジションを意識しましょう。そこから手首を手の甲側に曲げるのが陰の動き、手のひら側に曲げるのが陽の動きです。

陰タイプの人は、できるだけ手首を前に曲げないように施術すること。

陽タイプの人は、できるだけ手首を後ろ側に曲げないよう施術すること。

ノーマルポジションを基本として、手首を解放できる角度で施術を行っていくと、指先が安定して力が入りやすくなりますし、手も体も楽です。

一方、自分とは反対のタイプの手首の使い方は、できるだけ避けましょう。学校などで習った方法が、あなたの手首にとって「正しい」とは限らないことも理解しておくことです。

何事も正しいかどうかは、自分の体を軸に考えていくことが大切です。

私の治療院でも、新人が入ってきたときには、陰陽のタイプを判別したうえで、手首や体を痛めない方法で行っていく施術法を教えていきます。

また、可能であれば、自分と同じタイプの人から施術のテクニックを教わるとよいでしょう。自分と違う人に教わってしまうと、難しく感じることが増えますし、その施術法がゆくゆくは自分自身の痛みに繋がっていく可能性が高くなります。

しかも、教えてくれる人に、「なんでこんなに簡単なことができないのか」と思われてしまうことも多くなるでしょう。陰陽のタイプが違うと、相手が簡単にできることが、自分には難しいということが起こってきます。繊細な手の動きを要する鍼治療やマッサージほど、それが如実《にょじつ》に表れやすくなるでしょう。

次のページに掲載した「陰陽別　鍼の持ち方とマッサージの手の形」を、施術の際の参考にしてください。

なお、指圧を行う際、陰タイプの人は肘を痛めやすいので気をつけましょう。陽タイプの人は、上から下に気が流れているので、指圧の際にグーッと力を入れるのが得意です。しかし、陰タイプは下から上に気が流れているため、上から力を入れることが難しいのです。

それにもかかわらず、毎日くり返していると、ウィークポイントに痛みが出やすくなります。陰タイプの人のウィークポイントは肘です。陰タイプの人は、できるだけ肘を伸ばして指圧してみてください。それだけで、力を入れやすく、肘を痛めにくくなるはずです。

陰陽別　鍼の持ち方とマッサージの手の形

〈鍼の持ち方〉

陰タイプ

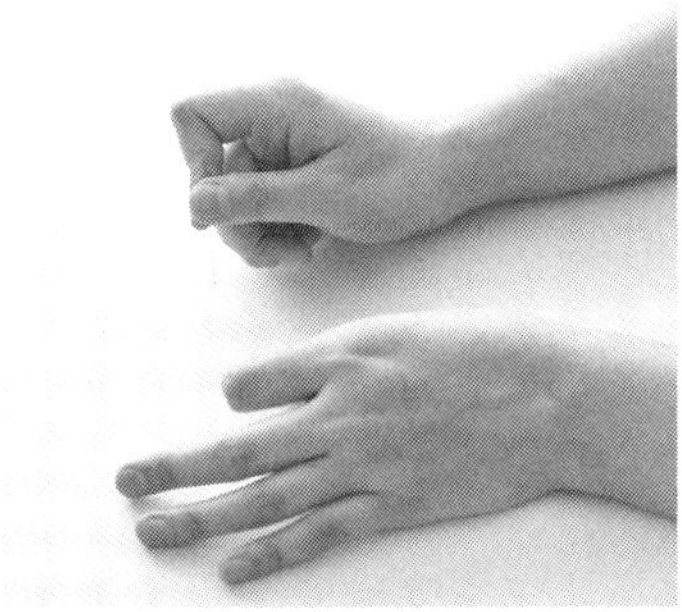

押手の手首の前側（陰）が解放されるように、後ろ側を縮めて鍼を持つ。

陽タイプ

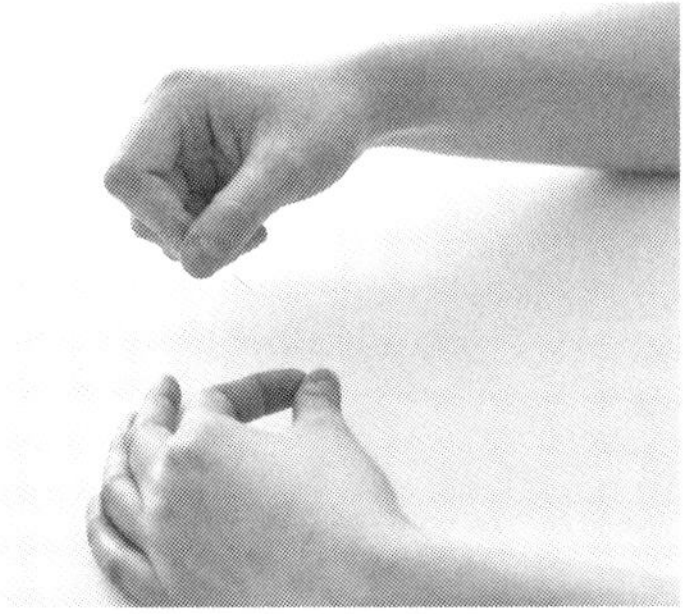

押手《おしで》の手首の後ろ側（陽）が解放されるように、前側を縮めて鍼を持つ。

〈マッサージの手の形〉

陰タイプ

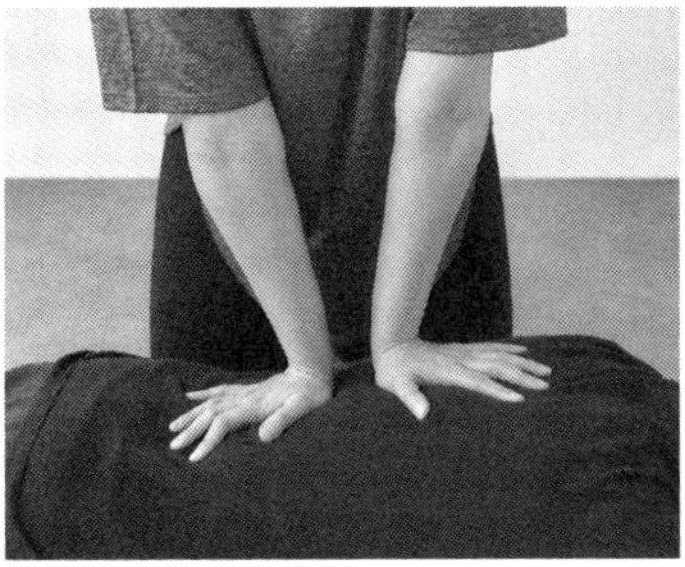

手首の手のひら側が伸びるような形で、肘を伸ばしてマッサージを行うと、指に力が入りやすい。

陽タイプ

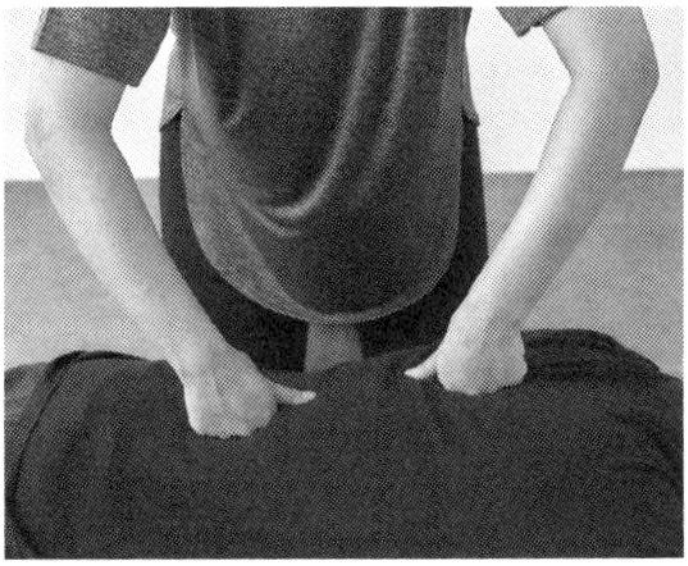

手首の手の甲側が伸びるような手の形で、肘を曲げてマッサージを行うと、指に力が入りやすい。

あとがき

「陰陽バランス」を理論化していくために、これまで大勢の人に話を聞き、観察させてもらってきました。現在も、理論のアップデートを続け、日々、多くの方から話を聞かせていただいています。

すると、みなさん「おもしろい！」と大変な興味を示してくれるのです。

この理論を知ると、今まで「当たり前」と思い込んでいた体の動きが、反対のタイプの人にとっては「当たり前」でないとわかります。自分が苦手としてきた動作には、「自分の体の理に反している」という理由がきちんとあることも判明します。

ぜひ、あなたも周りの方に教えてあげてください。「陰陽バランス」という情報を周りの人と共有していけば、あなた自身に加えて、あなたの周りの人たちも、無用な痛みやケガから解放されていくことでしょう。

実際、自分が陰タイプか陽タイプかを知らずに、正反対の動作をしていることで、人生を変えてしまう人たちが少なからずいます。

私の患者さんに、入院が必要になるほど腰痛を悪化させた20代の女性がいます。彼女は常に高いヒールを履いて行動していました。仕事でヒールを履くよう指定されていたからです。陽タイプの彼女の体には、かなりつらい生活だったはずです。

私の治療院には、その腰の治療で通い始めてくれたのですが、どんなに鍼治療を行っても、腰痛の原因を取り除かない限り、痛みは戻ってきてしまいます。

そこで私は、職場の人に「陰陽バランス」の概略と、彼女の体にヒールは危険であることを伝えました。もしも、彼女があのままヒールを履いていたら腰痛はますます悪化し、いずれ仕事を続けられなくなっていたはずです。

こうしたことは、日本中で起こっています。

「体幹を鍛えたほうがよい」とコーチにいわれ、熱心にトレーニングしていてケガをしてしまった人もいます。手首を痛める人、足首を痛める人、肘や膝を痛める人もいます。「陰陽バランス」を知らないまま「体を鍛える」ということを熱心に行ってしまうと、痛みやケガに繋がりやすいのです。

だからこそ、人の体に携わる人たちにも、この理論をぜひ学んでほしい。スポーツや格闘技の監督やコーチ、スポーツトレーナーの方々が学んでくれると、ケガをさせずにいかに選手の能力を伸ばしていくとよいかが明らかになり、おもしろいはずです。また、医療業界や介護業界の人たちにも知っていただきたい。この理論は、ご自身の仕事を発展させていくうえでも、おおいに役立つことでしょう。

最後にもう一度くり返しますが、「陰陽バランス」はあくまでも私の仮説であり、科学的、医学的なエビデンスがあるわけではありません。しかし、17年間2万4000人以上の人を観察してきた結果、理論化に成功したもので、痛みやケガを遠ざけるうえで実際に効果を上げています。

それでは、重要なことですから、陰タイプと陽タイプの特徴をまとめて本書を終わりにしましょう。

【陰タイプ　つま先重心】
◎頸部の前側、手首の手のひら側、足首の前側を伸ばした体勢のときに、体は安定。
×頸部の前側、手首の手のひら側、足首の前側を縮める体勢で同じ動作をくり返すと、痛みやケガが起こりやすくなる。

【陽タイプ　かかと重心】

◎頚部の後ろ側、手首の手の甲側、足首の後ろ側を伸ばした体勢のときに、体は安定。

×頚部の後ろ側、手首の手の甲側、足首の後ろ側を縮める体勢で同じ動作をくり返すと、痛みやケガが起こりやすくなる。

このポイントさえ押さえておけば、

「これから行う動作はやってよいものか、体のためにはよくないものか」

「体に よくない動作をどうしてもやる必要がある場合には、どんなことに気をつけると体を痛めなくてすむか」

と、自分自身で判断できるようになります。

痛みやケガがなく、「やりたい」と思うことを自由に行える人生に、本書をおおいに役立てていただけたら、著者として望外の喜びです。

2024年　2月

後藤多都椰

あなたの重心は「陰タイプ」？「陽タイプ」？
「陰陽バランス」理論でケガや痛みを解消する！

後藤多都椰（ごとうたつや）

リンドウー治療院総院長。1986年、日本鍼灸理療専門学校を卒業後、国家資格を取得。国内外様々な臨床現場で技術を取得し、1992年に、川崎にリンドウー治療院を開設。現在は、川崎に2店舗、武蔵小杉、赤坂と計4店舗を構え、グループの総院長として治療に従事。痛くない、そして即効果が出るその鍼灸技術によって、多くの芸能人やアスリートの相談、治療も行っている。

セラピスト・
ジャパン協会
https://el-cid-g.jp

2024年4月5日　初版発行

著者　後藤多都椰
発行者　佐藤俊彦

発行所　株式会社ワニ・プラス
〒150-8482 東京都渋谷区恵比寿 4-4-9 えびす大黒ビル 7F

発売元　株式会社ワニブックス
〒150-8482 東京都渋谷区恵比寿 4-4-9 えびす大黒ビル

ワニブックスHP　https://www.wani.co.jp
（お問い合わせはメールで受け付けております。HPから「お問い合わせ」にお進みください。）
※内容によりましてはお答えできない場合がございます。

装丁・DTP制作　保原由紀子（Prism Design Studio）
構成・編集協力　江尻幸絵
撮影　阿部吉泰
モデル　後藤梨花

印刷・製本所　中央精版印刷株式会社

Printed in Japan ISBN978-4-8470-7429-5